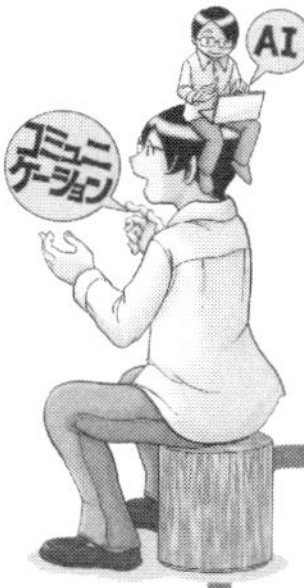

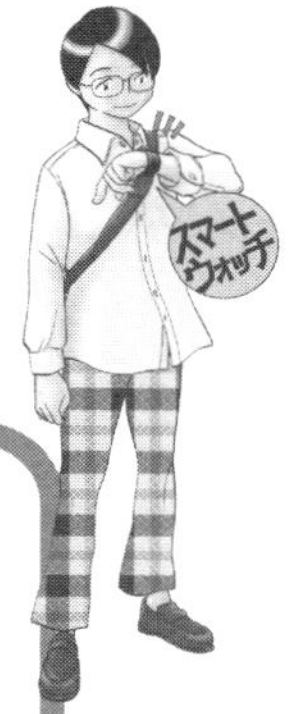

ちょっとのコツでうまくいく！

躁うつの波と付き合いながら働く方法

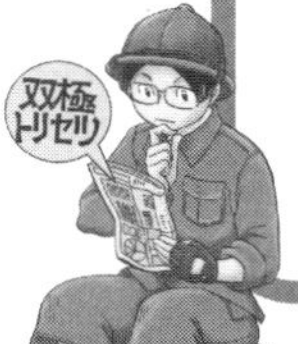

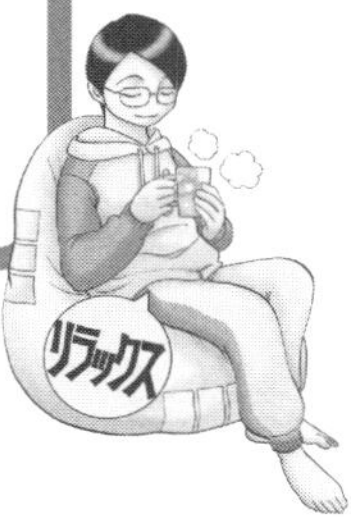

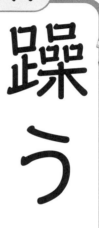

株式会社リヴァ
双極はたらくラボ編集長
松浦秀俊 著

琉球大学教授
高江洲義和 監修

はじめに

「もう、会社員として働くのは難しいかもしれない…」

13年前の私は、躁（正確には軽躁）とうつの波に翻弄《ほんろう》されて、**20代で4回の転職と4回の休職を経験し、組織に属して働く自信をすっかり失っていました。**しかしそんな私でも、今、うつ病や双極症で離職・休職している方々の社会復帰を支援する株式会社リヴァで、13年間も働き続けています。そして13年の間、育休以外での休職は一度もありません。

改めましてこんにちは。松浦秀俊《ひでとし》と申します。私は現在、リヴァという会社で「双極事業部」を立ち上げたり、メディア「双極はたらくラボ」の運営をしたり、2025年にスタート予定の双極症の方の就労支援事業所「双極はたらくチャレンジ」を準備するなど「働きたいと望む双極症の人が自分らしく働ける社会の実現」を目指す活動に取り組んでおります。

ここで「双極症」について簡単にご紹介します。双極症とは、「**誰にでもある気分の波が一時的なものではなく、長期間にわたって上がったり（躁状態・軽躁状態）、あるいは落ち込んだり（うつ状態）を繰り返す病気**」のことです。

本書では、こうした双極症とどう向き合えば働いていけるのかをテーマにしています。序章では、躁・軽躁、うつ、混合状態の1日または1週間を取り上げています。第1章では、双極症の基礎情報や就労に関する情報を、私自身の経験も交えてお伝えします。第2章と第3章では、躁・軽躁状態、うつ状態、混合状態、それぞれが仕事に与える影響と、その対処法について、私や関わりのある当事者のケースをもとにまとめました。第4章では、双極症と付き合っていくための「双極トリセツ」をテーマに、ワークを交えながらご紹介します。最後の第5章では、双極症と付き合いながら10年以上を経て感じた新たな悩みとそれに対する私なりの回答についてもお伝えしたいと思います。

本書に書かれている内容は、**双極症の当事者である私の一事例に過ぎず、唯一の答えではありません。**しかし、この中に少しでも**ヒントとなるものがあれば、皆さんが自分自身の答えを見つける助けになるのではないか**と思っています。「双極症と働くこと」というテーマに難しさも感じるかもしれませんが、漫画も交えてお伝えしていきますので、ゆるりとした気持ちでお読みいただけると嬉しいです。

2024年8月

松浦秀俊

目次

第3章 うつ状態とうまく付き合う

第4章 「双極トリセツ」をつくる

第5章 躁うつの波と付き合いながら生きていく

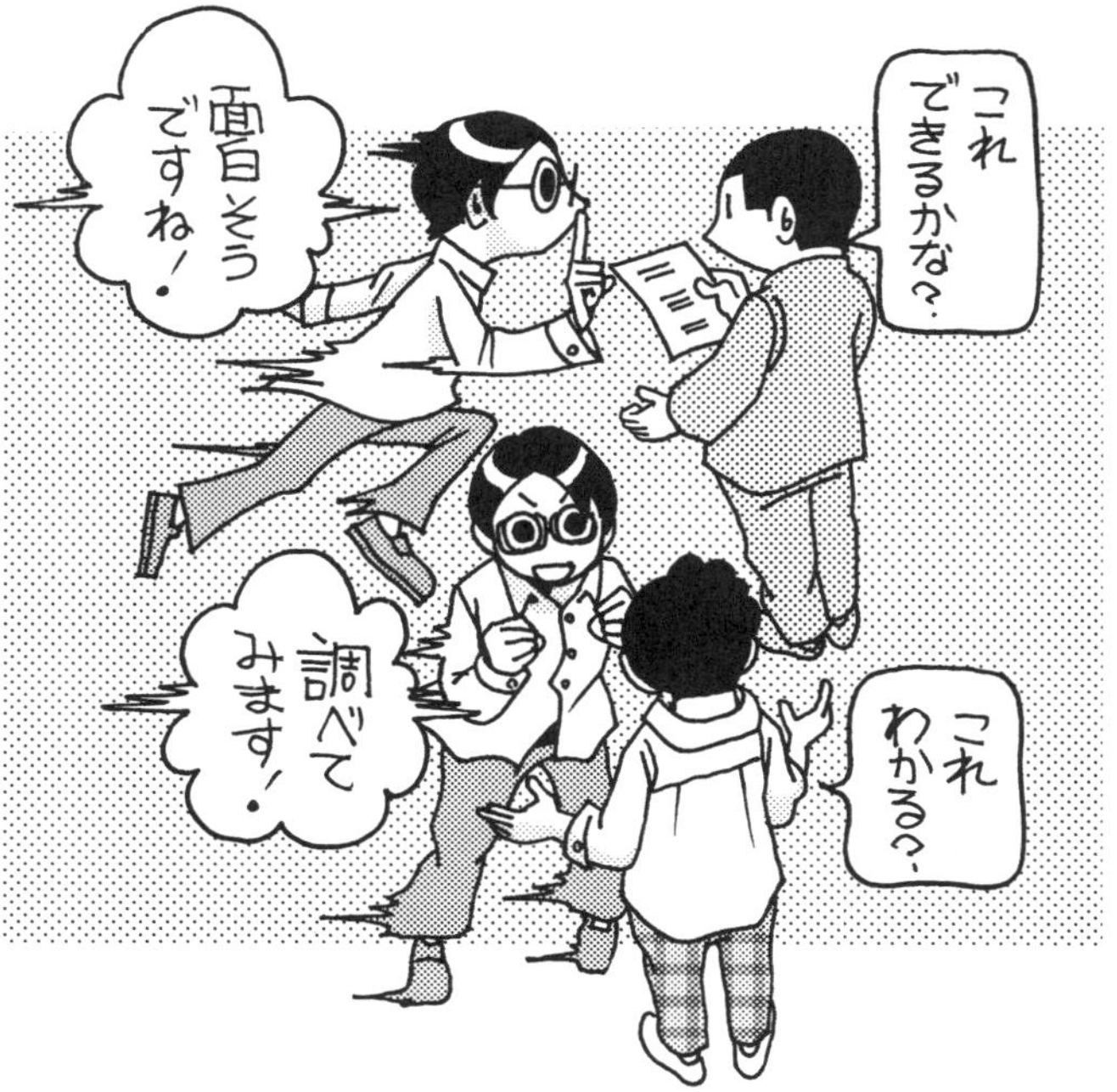
これ
できるかな?
面白そう
ですね!
これ
わかる?
調べて
みます!

序　章

躁状態の1日、うつ状態の1週間、混合状態の1日

双極症の症状である「躁状態、うつ状態、混合状態」について、日常や仕事に与える影響を紹介します。なお、躁・混合状態は時間帯によって行動や感情の変動があるため1日単位で、うつ状態は症状や体調の低下が持続的に現れるため1週間単位で取り上げています。

躁状態の1日

4:00　目覚めて即、仕事のメール素案をスマホで作成。ニュースアプリで情報収集。

5:00　口笛を吹きながらシャワーを浴びる。念入りに髭剃り、髪をセットする。

6:00　ビビッドな色味の服装の選択。足取り軽く駅へと向かう。

7:00　通常より1時間以上早い電車で出社。誰もいないオフィスで一人、昨日提案した新規事業案の修正。

8:00　フィードバックを反映した事業案を今日中に再提出することを同僚に宣言。

9:00　会議の冒頭、進行役の話を遮って、急遽プレゼンさせてほしいと直訴。社長から賞賛され、さらに勢いづく。

10:00　会議後、同僚たちから褒められ、鼻高々になる。

13:00　後輩二人を高級レストランのランチに誘い、気前よくご馳走する。

14:00　「A社への提案資料を作ろう。A社は最近、アメリカ進出したってニュースで見たし、有給休暇が余ってるから行こうかなぁ」頭の中で数珠繋ぎに発想が広がる。

15:00　上司から呼び出され「新規事業は承認された」との報告を受ける。喜びを爆発させる。

16:00　急遽、ミーティングを実施。説明は早口になり、話題も飛びがちに。参加メンバーは困惑している。

18:00　気づけば2時間が経過。メンバーから会議を切り上げたいと提案されイラついたが口には出さず受け入れる。終了後に一人、会議室で資料を机に投げつける。

20:00　友人から食事の誘い。すぐに返信しお店へかけつける。

23:00　明日も仕事だが無理やり2軒目へ友人を連れ出す。

0:00　引き続き饒舌に語り、友人は心配そうな表情をしている。

1:00　帰宅後、すぐにやり残した仕事を思い出して取りかかる。

4:00　1時間ほど寝落ちしたが、頭はクリア。また作業を開始する。

うつ状態の１週間

月曜日

7：00　目を開けると、頭にモヤがかかった感じでおっくう感が強い。ベッドから出て、何とか着替える。

12：00　「顔色悪いね」と同僚に言われ、愛想笑いするので精一杯。

18：00　帰宅途中も自然とため息が出てしまう。

火曜日

9：00　始業ギリギリに会社に到着。やる気が起きず、未読メールが溜まっているが開封すらできない。

12：00　ランチ中、同僚たちの楽しそうな会話が耳に入ってくるが参加できない。

19：00　息子が「おかえり！」と迎えてくれるが応えられない。ジャケットも脱がずソファに倒れ込む。

水曜日

7：00　身体が重く、布団から出られない。会社に行くのが怖く、逃げ出したい気持ちに駆られる。

12：00　気づけば布団の中。上司からの何度目かの着信に覚悟を決めて出る。「腹痛でお休みします」と嘘をつき、自己嫌悪に陥る。

17：00　「パパ、今日は家にいたの？」と息子に心配そうに声をかけられる。平静を装って返答するが、息子を直視できない。

木曜日

9：00　「欠勤を続けるわけにはいかない」と決死の思いで出社するが、集中力が欠けて業務が手につかない。

20：00　休んでいた分の仕事を進め、精神も肉体もギリギリで帰宅する。テレビをつけるが全く頭に入らない。

金曜日

8：00　スマホのスヌーズ機能、消しては鳴らしてを繰り返し遅刻ギリギリの時間に。「今日は無理、休もう」と決意し、会社に電話する。

16：00　ベッドの上で天井を見つめ、「終わりにしたい」と何度もつぶやく。

土曜日

12：00　目が覚めるも、疲れはとれない。布団に包まれて消えたい思いが頭をよぎる。

14：00　ようやくベッドから出るが足元がふらつく。現実逃避したくて大量のチョコを食べきり、罪悪感に苛まれる。

19：00

日曜日

13：00　明日からの仕事を考えると絶望感に襲われる。

混合状態の1日

6：00
目覚めた瞬間から頭が騒がしく、うつの時の重苦しい気分と、急き立てられるような焦燥感が同時に襲う。

8：00
朝食を取ろうとするが食欲はない。浮かぶアイデアをノートに書き留めるが、嫌悪感に襲われる。

10：00
職場に何とか辿り着くが集中できず、頭の中は無数の考えが交錯する。同僚の雑談がやけにうるさく感じ、焦燥感が募るばかり。

12：00
周囲の声が耳障りで食事を取る気力もなく、静かな場所で一息つこうとするが、ネガティブな思考が止まらない。

15：00
会議で意見を求められても言葉が出てこない。焦燥感と絶望感が交互に襲い、心臓が早鐘を打つように鼓動している。すべてが無意味に思えて涙がこぼれそうになるが必死にこらえる。

19：00
帰宅後も焦燥感が収まらず、家族との会話が頭に入らない。何もかもが苛立たしく、自己嫌悪に陥る。

21：00
食事もとらずにベッドに入るが、色々な考えが浮かんで眠れない。絶望感と焦燥感が交錯し、心が休まる場所や時間がみつからない。

0：00
眠りにつこうとするが心が騒がしく、浅い眠りで何度も目が覚める。一日が終わるのを待つ。

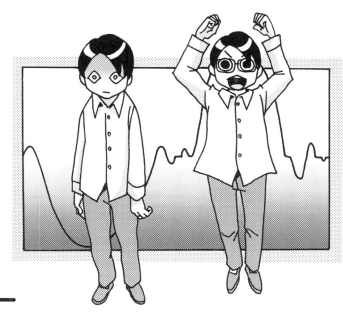

第 1 章

双極症とはどんな病気か

この章では、双極症に関する基礎知識から治療法、就労に関する最新情報まで、私自身の経験も交えながらお伝えします。

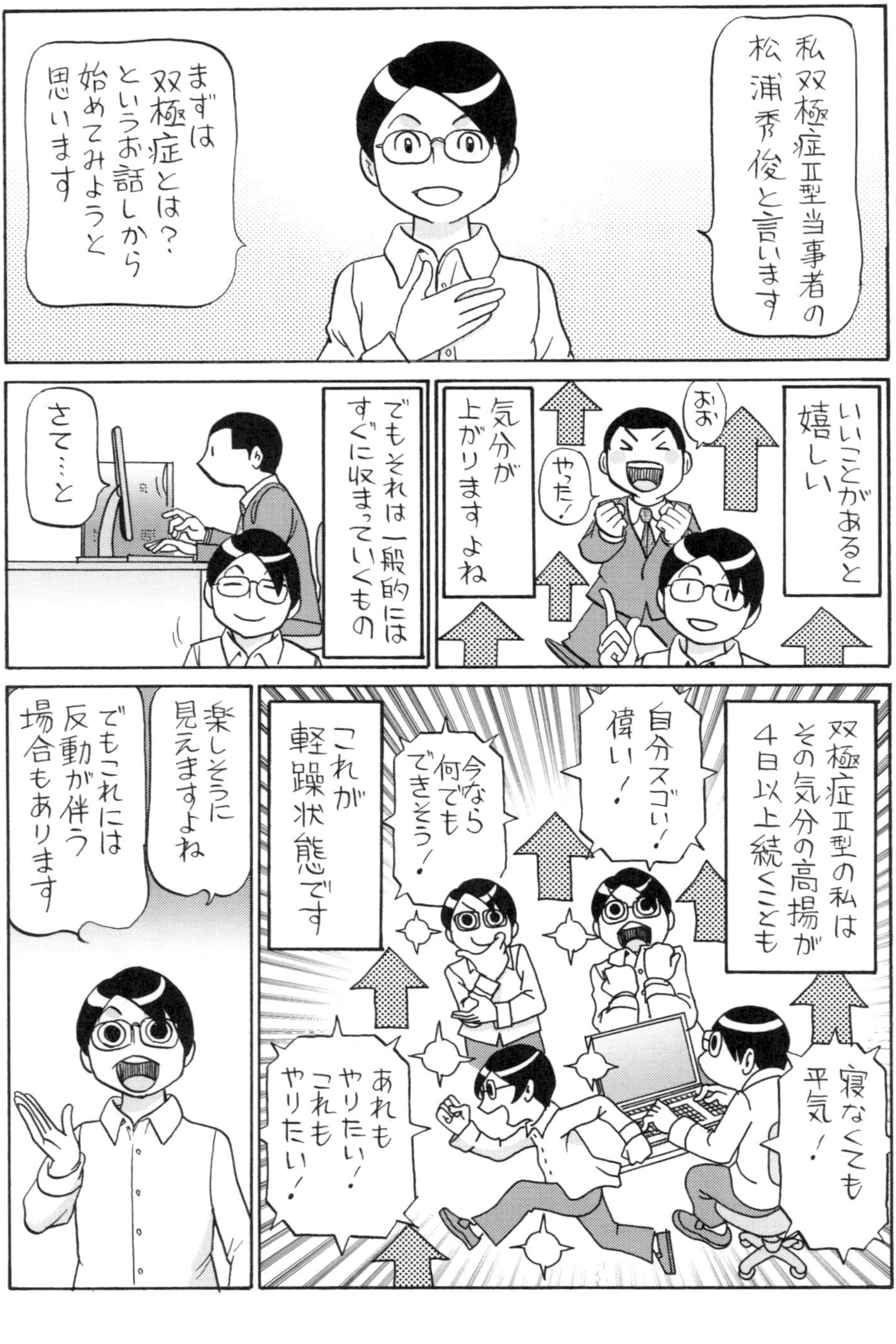
私双極症Ⅱ型当事者の松浦秀俊と言います
まずは双極症とは？というお話しから始めてみようと思います
いいことがあると嬉しい
おお
やった！
気分が上がりますよね
でもそれは一般的にはすぐに収まっていくもの
さて…と
双極症Ⅱ型の私はその気分の高揚が4日以上続くことも
自分スゴい！偉い！
今なら何でもできそう！
これが軽躁状態です
寝なくても平気！
あれもやりたい！これもやりたい！
楽しそうに見えますよね
でもこれには反動が伴う場合もあります

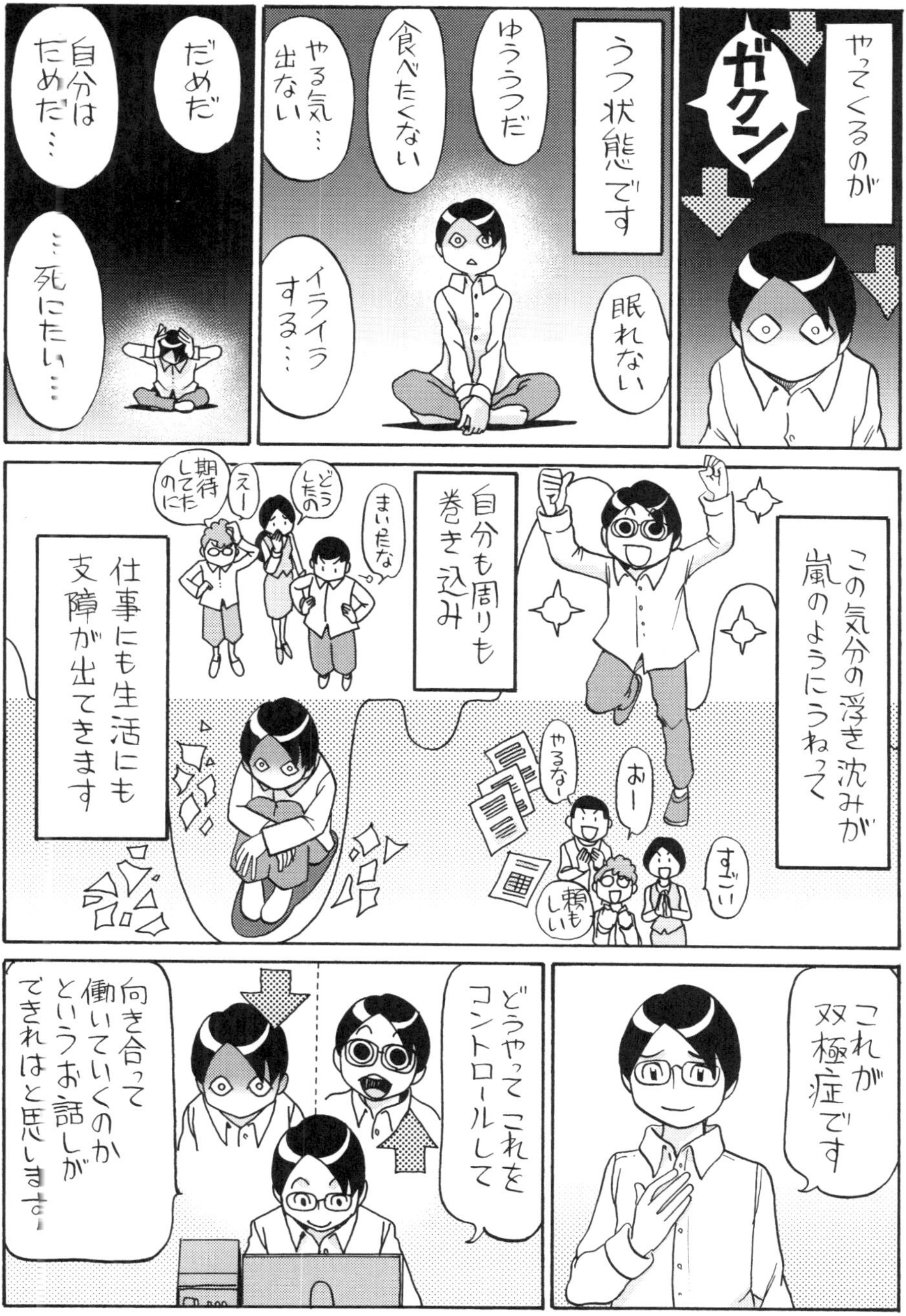

やってくるのが
ガクン
うつ状態です
ゆううつだ
食べたくない
やる気…出ない
眠れない
イライラする…
だめだ
自分はだめだ…
…死にたい…
この気分の浮き沈みが嵐のようにうねって
すごい
おー
やるなー
頼もしい
自分も周りも巻き込み
まいったな
どうしたの
えー
期待してたのに
仕事にも生活にも支障が出てきます
これが双極症です
どうやってこれをコントロールして
向き合って働いていくのかというお話しができればと思います

気分の浮き沈みと双極症の違い

人は誰でも、仕事で評価されたり、嬉しいことがあれば気分が高揚するものです。また反対に仕事で失敗したり、仲の良い人と喧嘩すれば気分が落ち込むものです。

しかし、この書籍で取り扱う「双極症」というのは、このような「気分の浮き沈み」をはるかに超えた、激しく病的な症状が一定期間に現れるのが特徴です。

双極症とはどんな病気かを一言で表すと、誰にでもある気分の波が一時的なものではなく、長期間にわたって上がったり（躁状態・軽躁状態）、あるいは落ち込んだり（うつ状態）を繰り返す病気となります。

例えばあなたが仕事の実績が評価されたとした時、嬉しいことやワクワクするといったポジティブな気持ちはどれくらい継続しますか？　ポジティブな感情は数時間か続いても1、2日ほどではないでしょうか。

でも、気分が高揚し活発に活動する「躁状態」の症状が出る「双極症I型」では、継続期間は1週間以上、躁状態まではいかなくても病的にテンションが高まる「軽躁状態」の症状が出る「双極症II型」の場合は継続期間が4日以上続きます。

この**「一時的なものではなく、長期間にわたって躁・軽躁とうつを繰り返す」ことが、誰に**

でもある気分の浮き沈みかどうかを見分けるポイントになります。

双極症は、元々「躁うつ病」や「双極性障害」という病名でしたが、アメリカで使われている精神疾患の診断基準ＤＳＭ－５－ＴＲ（アメリカ精神医学会、２０２２年）がリリースされ、日本語版で「双極性障害」から「双極症」へ訳語が変更されています。

変更された背景は、「障害」という言葉が「治らないハンディキャップ」という誤解を持たれてしまう可能性や患者自身が言葉に囚われてしまうことを懸念したことによるものだそうです。

一方で患者さんからは、『障害』から『症』になることで病気が軽いものと認識されうるのではないか」といった懸念の声もあります。

私も当事者の一人として、未だに「躁うつ病」という用語の方が他の方に伝わりやすいと感じています。そんな現状の中で、双極性障害からさらに名称を変更するのは周囲への説明のハードルを上げてしまうのではないか、という不安がよぎります。

ただ、訳語が変更された経緯を考えると、双極症となることで病名に囚われずうまく病気と付き合って自分らしく生きる人が増えることを期待したい気持ちもあります。

双極症はⅠ型とⅡ型に分かれる

双極症は、Ⅰ型とⅡ型の2つに分かれます。

双極症Ⅰ型は、激しい躁状態とうつ状態を繰り返すのが特徴です。躁状態では、気分が高揚し、自信過剰になったり、活動的になりすぎたりします。一方、うつ状態では、気分が落ち込み、興味や喜びを感じられなくなったり、疲れやすくなったりします。時には、入院が必要なほど重症化することもあります。

双極症Ⅱ型は、軽躁状態とうつ状態を繰り返します。軽躁状態は、躁状態ほど激しくはありませんが、気分が高揚し、活動的になります。しかしこの状態が続くと、反動でうつ状態に陥りやすいため、注意が必要です。

躁状態の主な症状は、表1-1の通りです。

表1-1　躁状態・うつ状態の主な症状

躁状態の主な症状
①気分が異常かつ持続的に高揚したり、怒りっぽくなったりする
②自分が偉くなったように感じる
③睡眠時間が短くても平気
④話しすぎる
⑤次から次へとアイデアが浮かぶ
⑥注意散漫になる
⑦活動的になりすぎてじっとしていられない
⑧後先考えずに楽しいことに熱中する（浪費、（異）性への関心、無謀な投資など）

うつ状態の主な症状
①ほとんど一日中、憂うつな気分が続く
②何にも興味がわかず、楽しめない
③食欲不振や過食、体重の増減
④不眠や過眠
⑤動作が緩慢になったり、焦って落ち着かなくなる
⑥強い疲労感や気力の低下
⑦自分には価値がないと感じ、自分を責める
⑧集中力や判断力の低下
⑨死にたいと考える

また、**双極症には混合状態と呼ばれる状態もあります。これは、躁状態とうつ状態の症状が同時に、あるいは短期間で交互に現れる状態です。**

例えば、気分は落ち込んでいるのに、頭の中では様々な考えがめまぐるしく巡り、じっとしていられないといった状態です。混合状態は非常に不安定で、注意が必要です。

双極症Ⅱ型はⅠ型に比べて、多くの期間を「うつ状態」で過ごすのが特徴といわれています。

双極症の追跡調査によると、双極症Ⅰ型の抑うつ症状を伴う期間の合計が約12～13年間のうち約3割なのに対して、双極症Ⅱ型では約13～14年間のうち約5割を占めるといった報告もあります。

双極症の診断は難しく時間がかかりやすい

双極症の発症割合は100人に1人弱といわれ、発症しやすい年代は10代後半から20代といわれています。

発症の男女比として、うつ病の場合は女性が多いですが、**双極症の発症率に男女差はありません。**

うつ病と診断された人が、実は双極症だったというケースは割合として10人に1人か2人いるそうです。

また、**双極症は正しい診断がつくまで時間を要する病気で、10年以上かかることも少なくない**といわれています。

私自身でいえば、21歳の時にうつ病の初診を受けていますが、今になって振り返れば軽躁状態だと思われる出来事もあったため、双極症を発症していた可能性は高いと考えています。

また、双極症と診断変更されたのが27歳のため、正しい診断までに約6年要しています。他の当事者の方の話を聞いても、同じく診断までに時間がかかっているらしく、私と同様に正式な診断までいろいろな苦悩があったのではないかと推測します。

なぜ、「双極症」と診断されるまで時間がかかってしまうのかというと、「うつ状態が回復して途中で通院を辞めてしまう」「躁・軽躁状態を病状だと思わなかった」など様々な要因が影響し、本人も医師もこの病気に気づきにくいためです。

双極症の認知度は徐々に広がっている

双極症の認知度は、どのようなものでしょうか。あくまで参考値ですが、「Googleトレンド」を使って検索回数を比較すると、図1－1の通りになりました。なお、双極症がまだ病名変更されて間もないことを考慮し、「双極性障害」と「うつ病」の検索回数を比較しています。

20年間の検索回数の推移をみると、**うつ病のトレンドはほぼ横ばいなのに対して、双極性障害は微増ながら右肩上がりになっています**。そもそも「双極性障害」という言葉を知らないと検索できないので、認知度が年々増加しているといってよいでしょう。

図1-1　うつ病と双極症の認知度

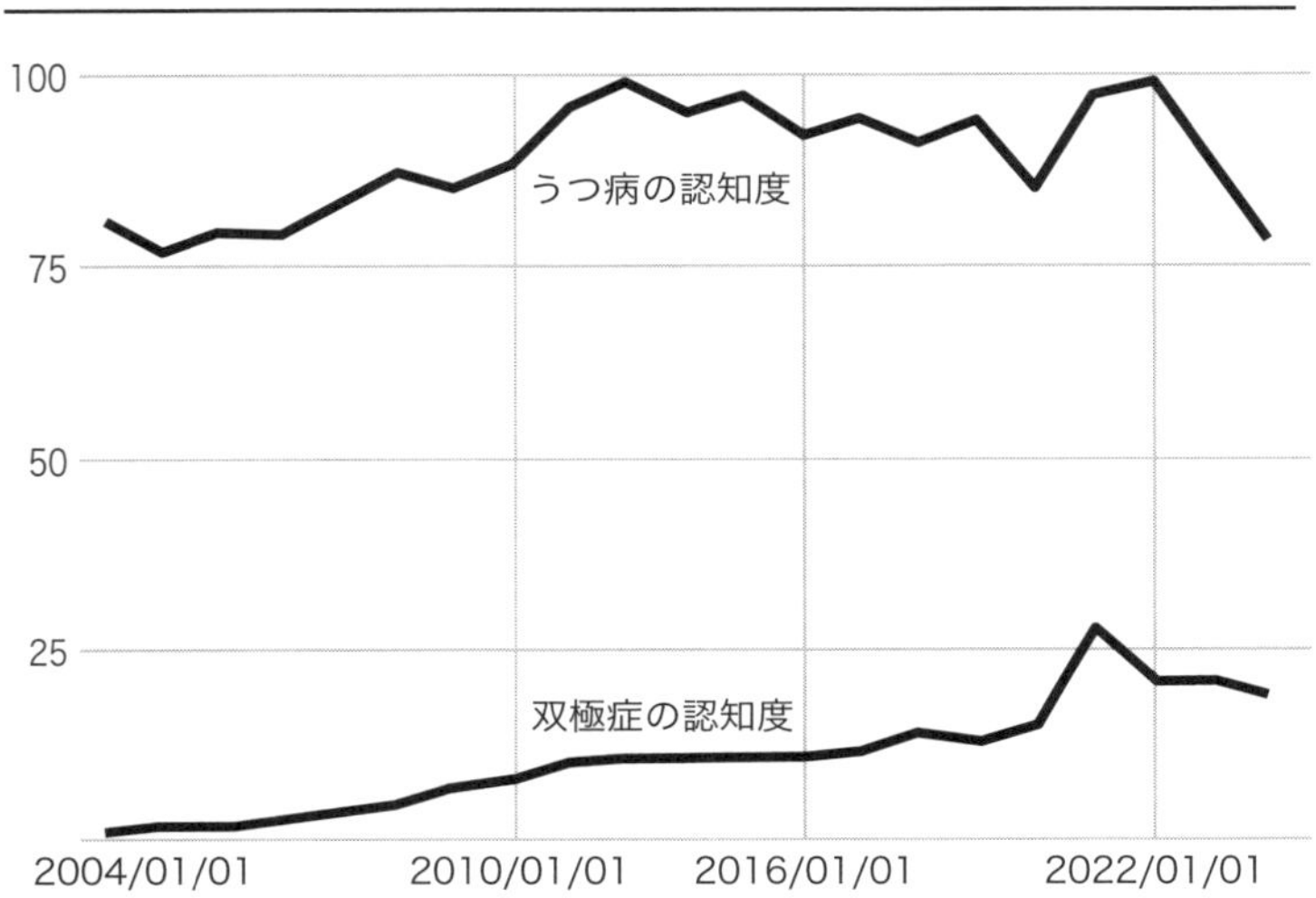

双極症の治療法

双極症の治療法については、大きく分けて3つあります。

薬物療法

双極症の治療薬は各エピソード（症状がある時期）で若干異なります。そのため、まず各エピソードに対応する薬の概要を紹介します。**治療薬を選ぶ際には主治医に任せきりにしない姿勢**が重要になります。

（1）躁エピソード

気分安定薬と抗精神病薬を併用するのが効果的です。また、気分安定薬は気分の波を抑える薬です。抗精神病薬は統合失調症の薬として開発されましたが、躁状態にも効果があります。副作用などを考慮し、どちらか一方のみを使うこともあります。

（2）抑うつエピソード

抗精神病薬や気分安定薬が用いられます。うつ病とは異なり、抗うつ薬は躁状態を引き起こす可能性があるため、使用には注意が必要です。

（3）再発予防

躁やうつの症状が落ち着いた後も、再発を防ぐために気分安定薬や抗精神病薬を継続することが望ましいとされています。

薬物療法を補う治療法

前述した**薬物療法は治療の基本ですが、それだけでは症状を安定させることはできません。**

私自身も、薬物療法と休養のみで対処しようとしましたが、一時的には復職できても、すぐに症状が再発してしまいました。

双極症の治療ガイドラインでは、薬物療法に加えて、心理社会的ケアを併用することが推奨されています。心理社会的ケアは、病気の理解を深め、症状を自分で管理できるようにすることで、治療効果を高め、生活の質を向上させる効果が期待できます。

専門的な精神療法や集団心理教育プログラムが理想的ですが、日本ではまだ十分に普及していません。しかし、通常の診療でもできる心理社会的治療があります。

そのポイントを一言で言うと、**「病状悪化のリスクを高める行動を減らし、健康を促進する予防行動を増やす」こと**です。具体的には、医師と患者さんが協力し、病気や治療について情報を共有し、患者自身が自分の気分や状態を日々記録していくことが重要です。

双極症に効果があるとわかっている**ミニマム・エッセンス**（自分で対処する際のトレーニングやカウンセリングに共通している大切なポイント）には、以下の7つが挙げられています。

①規則正しい生活習慣の維持
②病状悪化につながる要因の把握
③悪影響を与える問題への対応
④新たな再発の兆候把握と予防策の策定・実践
⑤疾患への誤解や偏見の解消
⑥効果的な薬物療法の実現
⑦物質乱用や不安への対応

専門的な精神療法

薬物療法と心理社会的ケアなどの基本的なポイントを学んだ後で、もっと深く学びたい人や、特に効果が期待できる特別なスキルを身につけたい人のために、専門的な治療法があります。

ただしこれら治療法は日本人でのデータはほとんど存在せず、専門的な治療を受けることができる施設はほとんどありません。

認知行動療法

認知行動療法は、数多くの研究によって効果が証明されている精神療法で、考え方や行動パターンを変えることで、症状を改善し、再発を防ぐための治療法です。

双極症における認知行動療法は、**気分の波によって大きく左右される考え方や行動パターンに注目し、それらを客観的に見つめ直すことで問題点を修正していく治療法**です。

認知行動療法のツールを使ってセルフモニタリングを行い、双極症について正しい知識を身につけることで、病気への理解を深め、治療への意欲を高めます。

そのうえで、考え方を変えるための「認知的技法」と、行動を変えるための「行動的技法」を組み合わせ、より効果的に症状を改善していきます。

具体的な方法としては主に3つです。

①認知再構成法：思考記録表に自分の考え方を書き出し、客観的に分析することで、ネガティブな考え方を修正していきます。

②刺激統制法：躁状態を引き起こすような刺激を避け、代替行動をとることにより、安定した状態を保ちます。

③行動活性化：楽しい活動や達成感のある行動に取り組むことで、意欲を高め、うつ状態を改善します。

対人関係・社会リズム療法

対人関係・社会リズム療法とは、双極症の治療法として米国で開発され、対人関係療法（IPT）と社会リズム療法（SRT）を組み合わせたものです。

双極症が再発する主なパターンは３つあります。

①薬を飲まなくなる：治療薬をきちんと服用しないと、症状が再発しやすくなります。
②ストレスの多い出来事：人間関係でのトラブルは、大きなストレスとなり、再発の引き金になることがあります。
③生活リズムの乱れ：睡眠や食事、仕事などの時間が不規則になると、心身に悪影響を及ぼし、再発しやすくなります。

対人関係・社会リズム療法では、これらの再発パターンに対処するために、２つのアプローチを組み合わせます。

１つは**社会リズムを整えること**です。睡眠、食事、活動などを記録する「社会リズム表」を毎日使って、生活リズムを規則正しく整えます。

２つ目は**対人関係のストレスを減らすこと**です。対人関係療法を通じて、人間関係の悩みを解決し、ストレスを減らす方法を学びます。

家族療法

家族が本人の症状への理解を深め、家族全体で病気に対処することで、症状の改善を目指す方法です。

双極症に関する正しい知識を土台としつつ、家族間の感情のぶつけ合い（高感情表出）の解決に目を向け、効果的な感情表現や積極的傾聴といったコミュニケーション技術の練習を行います。それにより、家族内で効果的に問題を解決する能力を身につけます。

双極症への対処法（松浦の場合）

双極症と付き合いながら穏やかに働き続けるための具体策にふれていきます。私が続けた双極症への対処法は、大きく分けて3つです。

1つは**定期的に通院する**。2つ目は**社会リズムを整える**。そして、3つ目に自身の双極症の傾向と対策をまとめた**双極トリセツの作成**です。

定期的に通院する

「もしかして、自分は双極症かもしれない……」

そんな不安を抱えながら、本書を手に取ってくださった方もいるかもしれません。また、診断されているけど、今は通院していないという方もいるでしょう。2章、3章では、双極症の症状に合わせた対処法や工夫をご紹介しますが、**それらの方法は、あくまで医療機関での適切な診断と治療を受けた上での、セルフケアの方法**です。

双極症は、気分の波が激しく変動する病気であり、放置すると症状が悪化して、仕事や人間関係への支障も大きくなります。症状が軽いうちに対処することで、支障を最小限に抑え、穏やかに働き続けることができるでしょう。

しかし、**双極症は自分一人で乗り越えられるものではありません。専門家のサポートを受け、適切な治療を受けることが、回復への第一歩となります**。

精神科やメンタルクリニックの受診に対して、ハードルが高いと感じる方もいるかもしれません。しかし、双極症と付き合いながら長く働き続けるためには、勇気を出して専門家に助けを求めることが大切です。

治療について私の体験談をお伝えします。

今の職場であるリヴァに入って1年、症状が落ち着いたと主治医に伝え、断薬しました。双極症は寛解《かんかい》した、そう確信していました。

「もう自分には薬がなくても大丈夫」

しばらくは寛解そのものでした。軽躁状態もうつ状態も影を潜《ひそ》め、仕事もプライベートも問題ありませんでした。「軽躁とかうつってどんな症状だっけ?」と忘れてしまうくらい平穏な日常を過ごしていました。

しかし、人生はそう甘くはありませんでした。

その時期に担当していた新規事業プロジェクトが頓挫《とんざ》するという大きな挫折を味わうことを皮切りに、ちょうど同時期に子どもが生まれ、子育てに対する過度なプレッシャーがかかりました。このダブルパンチに私は耐えきれず、重いうつ状態に陥ってしまったのです。**絶望感で何もかもが嫌になり、消えてしまいたいとさえ思うようになりました。**

それでも私は再受診をためらっていました。せっかく寛解したと思ったのに、また振り出しに戻るのかと思うと、どうしても踏み出せなかったのです。また、子どもが生まれたのも再受診に踏み切れない理由の一つでした。

子どもの将来のために私は生命保険の加入を検討していました。しかし、各社取り寄せたパンフレットには、加入条件として当時は「過去5年間で精神疾患などによる通院歴がないこと」と書かれていたのです。そして、うつ状態がやってきたタイミングがちょうど、前回の通院から5年でした。

生命保険に加入できなくなるとさらに再受診をためらう私に、妻は穏やかに、でも力強くこう言いました。

「そんなの関係ないから病院に行って。いざという時のお金なんて、どうにでもなるから」

思わずはっとしました。生命保険の加入を諦め、すぐに再受診を決意し、服薬を再開することにしました。

そこから今まで、定期通院と服薬を継続しています。

今考えると、**あの時の私が治療を受けなかったのは、生きていく難易度を自ら上げて、あえてハードモードを選んだようなもの**でした。治療を受けることで、難易度を下げることができるということを知らなかったのです。

双極症がある人にとって、治療を受けることは大前提です。

ただし治療だけで症状が安定するわけではありません。治療と並行しながら、自分自身の病気について理解を深め、適切な対処法を身につけていくことが大切です。専門家による心理教育を受けたり、関連書籍を読んだりすることで、病気との付き合い方を学ぶことができます。

調子がよくなったから、通院をやめようと考えている方もいるかもしれませんが、双極症の場合、通院をやめることは治療のゴールにはなり得ません。症状が改善した後も再発予防を目的として通院を継続し、主治医と相談しながら、自分に合った治療計画を立てていきましょう。

社会リズムを整える

双極症を抱えるあなたは、気分の波によって、生活リズムが乱れやすいと感じていると思います。朝起きるのがつらい、夜眠れない、食事の時間もバラバラ……、そんな経験はないでしょうか。

規則正しい生活リズムは、心身の健康を保つうえで誰にとっても大切ですが、**双極症を抱える人にとっては、特に重要な意味を持ちます**。なぜなら、生活リズムの乱れは、気分の波をさらに不安定にし、症状を悪化させる可能性があるからです。

しかし双極症の場合、単に生活リズムを整えるだけでは十分ではありません。ここで重要となるのが、**社会リズムという考え方**です。

社会リズムとは、人と接する時間や活動時間など、社会との関わりの中で生まれるリズムのことです。例えば、家族との食事、友人との会話、仕事での会議など、人や社会と関わるタイミングは、私たちの体内時計に大きな影響を与えます。

双極症を抱える人は、この社会リズムが乱れやすい傾向があります。睡眠や食事など生活リズムを整えるだけでなく、社会との関わり方にも気を配ることが、症状の安定につながるのです。

私も、以前は不規則な生活リズムを送っていましたが、家族との時間を意識的に持ち、仕事や趣味など、社会との関わりを意識することで、双極症の症状が落ち着いてきました。

経験上、生活リズムを整え、さらに社会との関わりの中で生まれるリズムを意識することで、より安定した生活を送ることができると実感しています。

ちなみに、この社会リズムに着目した「対人関係・社会リズム療法」という治療法があります。2章でも少し紹介しますが、興味のある方は、ぜひ調べてみてください。

まずは、あなたの生活リズムを見直してみましょう。そして、社会との関わりの中で生まれるリズムを意識することで、双極症との付き合い方が変わってくるかもしれません。

3つ目の「双極トリセツの作成」とは、**自分の双極症の症状の特徴や傾向を整理した、自分専用のマニュアルを作ること**です。4章で具体的に解説します。

医師との関わり方を知ろう

双極症と診断された場合、**医師との良好な関係を築くことは、治療の成功に欠かせません。**

医師との関わり方、関係性、注意点について参考までにお伝えします。

医師との良好な関係を築く

医師との関わり方について参考となる『双極症と診断されたときに読む本』（大和出版、2024年）では、「医師に病気を治してもらう」という受け身の姿勢ではなく、「**『自分が目指す人生のために、医師の力を借りながら、自分で治療していく』という主体性をもつとよい**」と書かれています。

症状や困りごと、治療に対する不安など、包み隠さず正直に医師に伝え、疑問点や不明な点は遠慮なく質問し、納得いくまで説明を求めましょう。

治療法の選択や目標設定など、自分の希望を積極的に伝え、医師の専門知識や経験を尊重し、意見に耳を傾けることも重要です。定期的な受診を通じて、医師とコミュニケーションをとり、症状の変化や治療効果を共有することで、より良い関係を築くことができます。

SDM（共同意思決定）の重要性

SDMとは、**患者と医師が対等な立場で情報を共有し、話し合いながら治療方針を決定するプロセス**です。具体的には、「患者自身の価値観や希望を尊重し、治療目標や治療法の選択に反映させる」「患者が治療のメリットとデメリットを十分に理解した上で、治療法を選択できるようにする」「患者が治療に積極的に参加することで、治療効果を高めることができる」といった内容です。

医師とのコミュニケーションで気をつけること

事前に症状や困りごと、質問などをメモをして、受診時に医師に伝えましょう。また、家族や友人に付き添ってもらうことで、客観的な意見を医師に伝えられるため、治療に役立つ情報提供ができます。

医師をどこで見つけるのか

しかし、そもそも、信頼できる医師の情報が見つからないという方もいるでしょう。**双極症の診断・治療に専門的に取り組んでいる医師を知りたい場合は、日本うつ病学会の双極症委員会の委員とフェローのリストが参考になります（下記ＱＲコード参照）**。また、お住まいの地域の保健所のケースワーカーや担当保健師に相談することで、近くの精神科の評判について情報を得られるかもしれません。

双極症の治療は、長期にわたることが多いです。信頼できる医師と良好な関係を築き、ＳＤＭを実践することで、より良い治療効果が期待できます。

▲双極症委員会
（日本うつ病学会HPより）

双極症を抱えながら働いている人は多い

本書は「双極症と働く」がテーマですので、仕事や働くことに関連する双極症の情報についてもふれていきたいと思います。

双極症を抱える人々の就労状況を見てみましょう。ある調査によると、2016年から2017年にかけて**日本の双極症患者（60歳未満の2292人）のうち、約43%がフルタイムで働いているという結果が出ています**。

これは、海外の研究結果（40〜60%）とほぼ一致しており、決して低い数字ではありません。この調査はフルタイム勤務であるという条件がありますので、短時間勤務の障害者雇用やパート・アルバイトを含めれば、就労率はさらに上昇するでしょう。

参考までに、私たちが運営するメディア「双極はたらくラボ」で独自に調査したアンケートデータも紹介すると、1459人（2024年5月4日時点）の双極症患者のうち、一般雇用・障害者雇用で就労中の方が48・1%、起業等も含む就労中も加えると63・6%でした。

フルタイム勤務かどうかわからないため、前述の調査と比較できませんが、高い就労率になっていることがわかります。

また、「職場×双極性障害」（南山堂、2018年）では「**双極性Ⅱ型障害をもつ労働者数は**

約50万7千人にも及ぶと推定されます」という驚くべき記述があります。診断を受けていない双極症の可能性の方も含む推定値ではありますが、とてもインパクトある数値でしょう。

起業家と双極症に関する2018年の研究報告によると、起業家の方が非起業家に比べて、うつ病を経験したことがある人が約2倍、ADHDでは約6倍、双極症では約11倍多いことがわかっています。

この結果は、双極症だから起業家になるという意味ではなく、あくまで起業家に双極症と診断を受けた人が多かったということですが、とても興味深いと思います。

仕事の向き不向きはあるのか？

「今の仕事は双極症の自分に向いているのか」

「双極症の人に向いた仕事はあるのだろうか」

これは、双極症を抱える多くの人が抱える疑問です。実際、双極はたらくラボのYouTubeやX（旧Twitter）でもよく届く質問です。

国内の双極症研究の第一人者である加藤忠史《ただふみ》先生にインタビューする機会があり、この疑問をぶつけてみました。その答えとしては、「そもそも双極症の発症年齢って平均20代で、すでに働いている人も多い」「双極症にかかった後で職業選択をするっていうよりは、職業を始めてから発症する人も多いんじゃないかなと。どの仕事の人も双極症になる可能性があるわけだから、**逆に言うと『双極症だからといってどの職業でなければいけない』ということもないと思います**」という話でした。

私は学生時代には、すでに軽躁の症状が出ていたため参考にならないかもしれませんが、当事者から聞く話としては、働く中で発症する事例も多いのは事実です。

では、双極症の人は職業選択で気をつけることはないのでしょうか。

加藤先生によると「一般論としては、**交替やシフト勤務など生活が乱れるような仕事に関しては、慎重に考えた方が良いと思います**」とのことでした。

つまり、職業の種類というよりは、**生活のリズムを保てるかどうかが重要だ**ということです。

シフト勤務がある代表的な職業としては看護師が挙げられます。私の知る限りでも、シフト勤務でも症状を安定させている方もいましたが、シフト勤務開始後に双極症を発症した看護師の方も何名かいました。その方たちは発症後、看護師という職業を辞め別の職種を選択する方もいれば、シフト勤務がない病院に移ったり、訪問看護といった病院とは違う場所で看護師として働いたり、看護師を指導する先生になった方もいます。

双極症による影響で働き方の制限はあったとしても、その制約を守りつつ、自分らしい選択

をすることはできます。

またさらに加藤先生はこのようにコメントしています。

「仕事の中身になると、一人ひとりの才能や資質に基づいて適性は決まると思います。そんなことに病気って関係ないですよね。『膠原病（こうげんびょう）の人に向いている仕事』とか『肝炎の人に向いている仕事』がないのと同じだと思います」

このように、**双極症に向いている・向いていないではなく、それぞれの方が自分らしい選択できることが理想だ**と思います。そのためにも、双極症の理解と治療と自己対処はセットで重要だと思います。

双極症は社会的に後遺症を残す病気である

双極症に関するとあるフォーラムに参加した際、登壇されていた加藤先生のある言葉に衝撃を受けたことを覚えています。

それは「**双極症は、身体の後遺症は残さなくても、社会的な後遺症を残す病気である**」という言葉でした。「社会的な後遺症」という言葉は、双極症をたとえる表現として的確であり、とても腑《ふ》に落ちたことを覚えています。

双極症は躁・軽躁状態の際に非常に活動的になります。現実離れした発想や行動を起こし、職場でもトラブルを引き起こす場合もあります。

また、躁・軽躁状態での過度な自信は、周囲との信頼関係を崩すきっかけにもなります。会議で自分の意に反する言動や行動をした上司や取引先に強気の態度を取ったり、その場で強く反論したりします。慎重に進めなければならないリスクの高い問題をその場で決めたり、思いつきでプロジェクトを立ち上げたり、人を巻き込み、非現実的な目標を設定したりします。

しかし、そうした状態は長く続きません。**症状が落ち着いてうつ状態になると、落ち込みも伴って予定がこなせなくなってきます**。立ち上げたプロジェクトの期限に間に合わなくなって頓挫したり、普段なら容易にこなせるタスクもまったく手につかない状態になったりします。躁・軽躁状態に比べ、うつ状態は長期化する傾向があり、仕事のパフォーマンスが低い状態が仕事上の評価を下げる要因にもなります。

こうした、躁・軽躁状態の行動が原因で職場の人間関係が悪化したり、職を失うなどの仕事に重大な支障をきたすことを、「社会的な後遺症」と表現されたのだと思います。

これらの症状は、双極症だと自覚していなければ診断や治療に結びつくことはありません。このサイクルを繰り返すと、不本意に転職を繰り返し続けることになり、社会人としてのキャリアに大きな痛手になります。

双極症の当事者の方に話を伺うと、退職と転職を繰り返して短期間に職歴を重ねていく状態はよくあることみたいです。私自身も、20代で会社員と自営業を合わせて4回仕事を変えています。周囲から見れば、**特に双極症Ⅱ型の人の軽躁状態は「元気で活発な状態」にも見えます。**病気として気づかれにくい点も診断へつながらない原因の一つでしょう。

このように、社会的な信用や人間関係、また不本意な転職の増加など、さまざまな形で社会的後遺症として残るのが双極症という病気なのです。

ここまで、双極症の基本的知識と双極症と就労に関する一般的な内容をお伝えしました。2章からは、私、松浦自身のケースを基に、双極症の具体的な症状とその対処方法を述べていきます。

●参考・引用文献

・加藤忠史＝監「お薬について」大塚製薬株式会社 https://www.smilenavigator.jp/soukyoku/medicine/
・日本うつ病学会双極症委員会「双極症とつきあうために」２０２４年 https://www.secretariat.ne.jp/jsmd/gakkai/shiryo/data/bd_kaisetsu_ver11-20240118.pdf
・加藤忠史＝監修「双極症と診断されたときに読む本」大和出版、２０２４年

COLUMN

わたしの双極症とのこれまで

双極症II型当事者
なるせさん

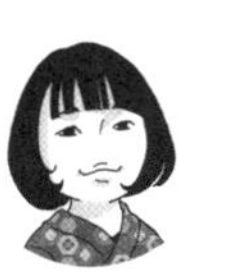

わたしが双極症と診断されたのは19歳の時で、当時は大学生でした。

授業をたくさん受けて、バイトをいくつもかけもちし、習い事も複数していましたが、突然どれもできなくなってしまったのです。今思うと軽躁状態から抑うつ状態に転じたのではないかと思います。最初の診断は適応障害でしたが、その後躁転したことで、双極症の診断に変わりました。

しかし、当時はなかなか双極症のことが受け入れられず、対処もできていませんでした。「わたしは病気ではないはずだ」と自己断薬をしては調子が悪くなり、薬を再開するといった具合でした。

社会人になってからもその調子でしたから、短期間でジョブホッピングを繰り返し、ちぐはぐな職歴だけが残ってしまいました。

今では、３つの対処を中心に行うことで、うまく双極症と付き合いながら、安定して働くことができています。

・寝る時間と起きる時間を必ず一定にする
・週末の刺激の量を調節する
・セルフモニタリングを毎日欠かさず行う

このように、双極症を受け入れるまでには数年かかりましたが、今では自分の特性の一つであると考えることができるようになっていると思います。

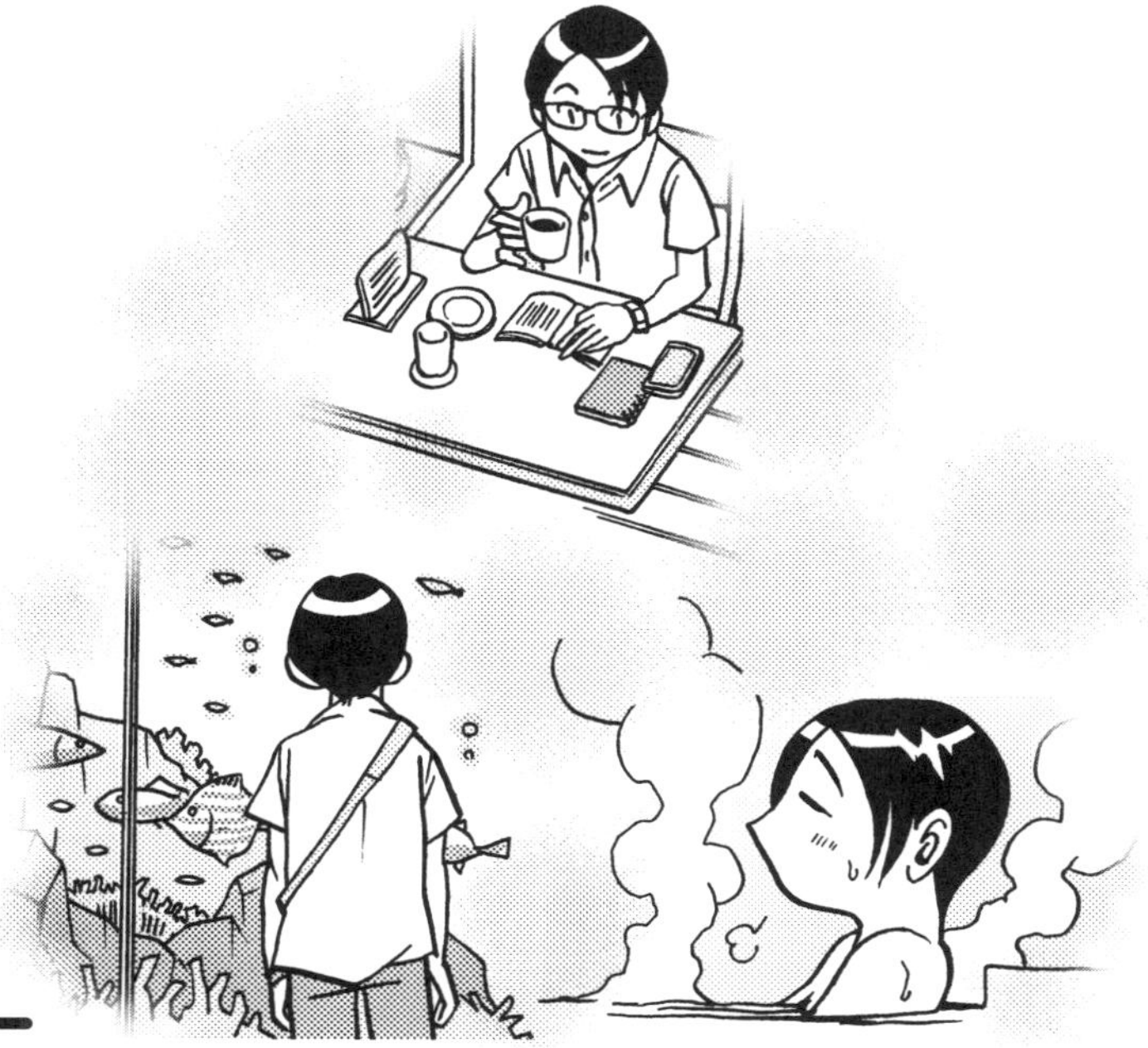

第 2 章

躁状態とうまく付き合う

この章では、私、松浦が社会に出てから約20年間に経験した職場での軽躁状態の影響と、それに対する私なりの対処法をご紹介します。

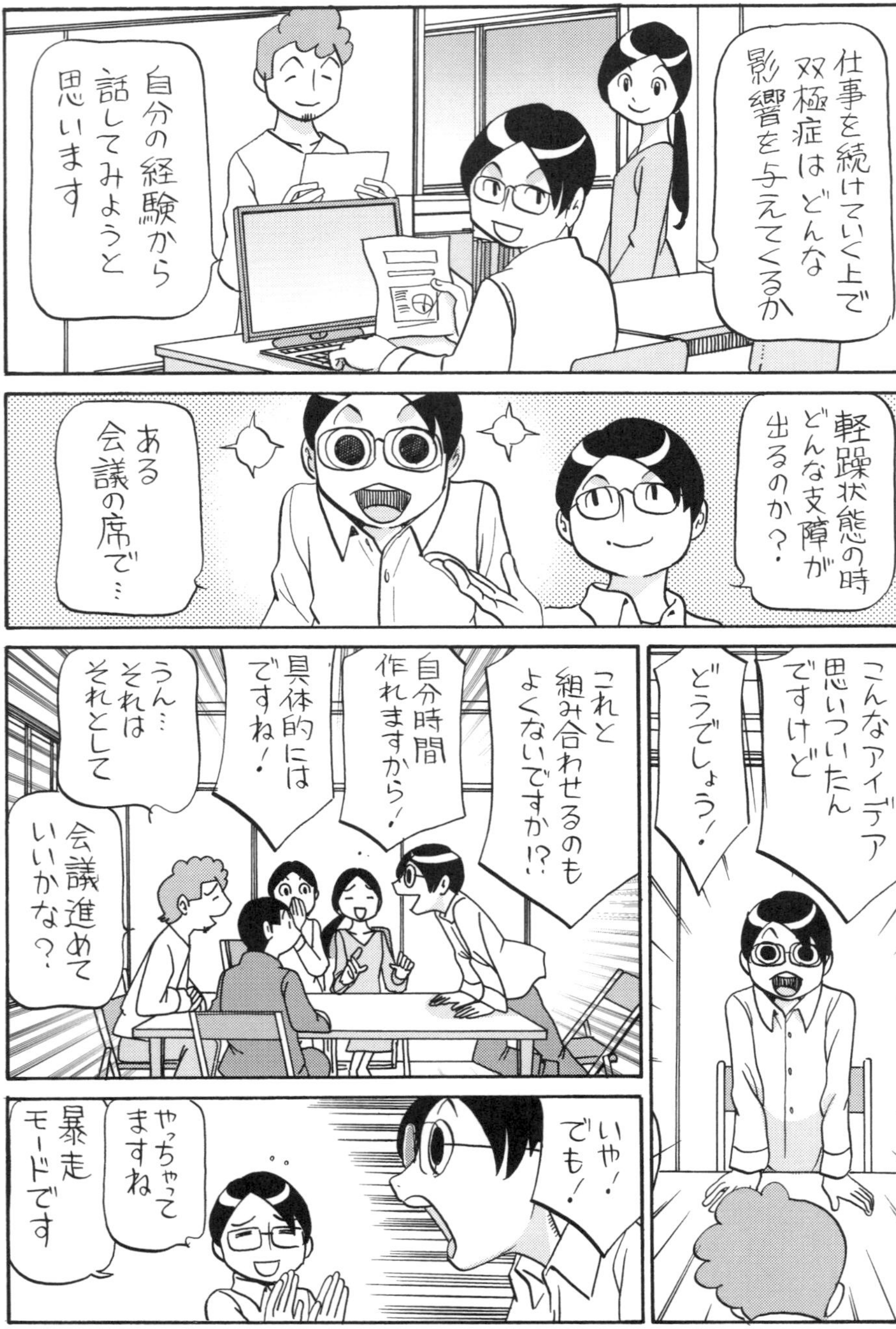
仕事を続けていく上で
双極症はどんな
影響を与えてくるか
自分の経験から
話してみようと
思います
軽躁状態の時
どんな支障が
出るのか？
ある
会議の席で…
こんなアイデア
思いついたん
ですけど
どうでしょう！
これと
組み合わせるのも
よくないですか!?
自分時間
作れますから！
具体的には
ですね！
うん…
それは
それとして
会議進めて
いいかな？
いや！
でも！
やっちゃって
ますね
暴走
モードです

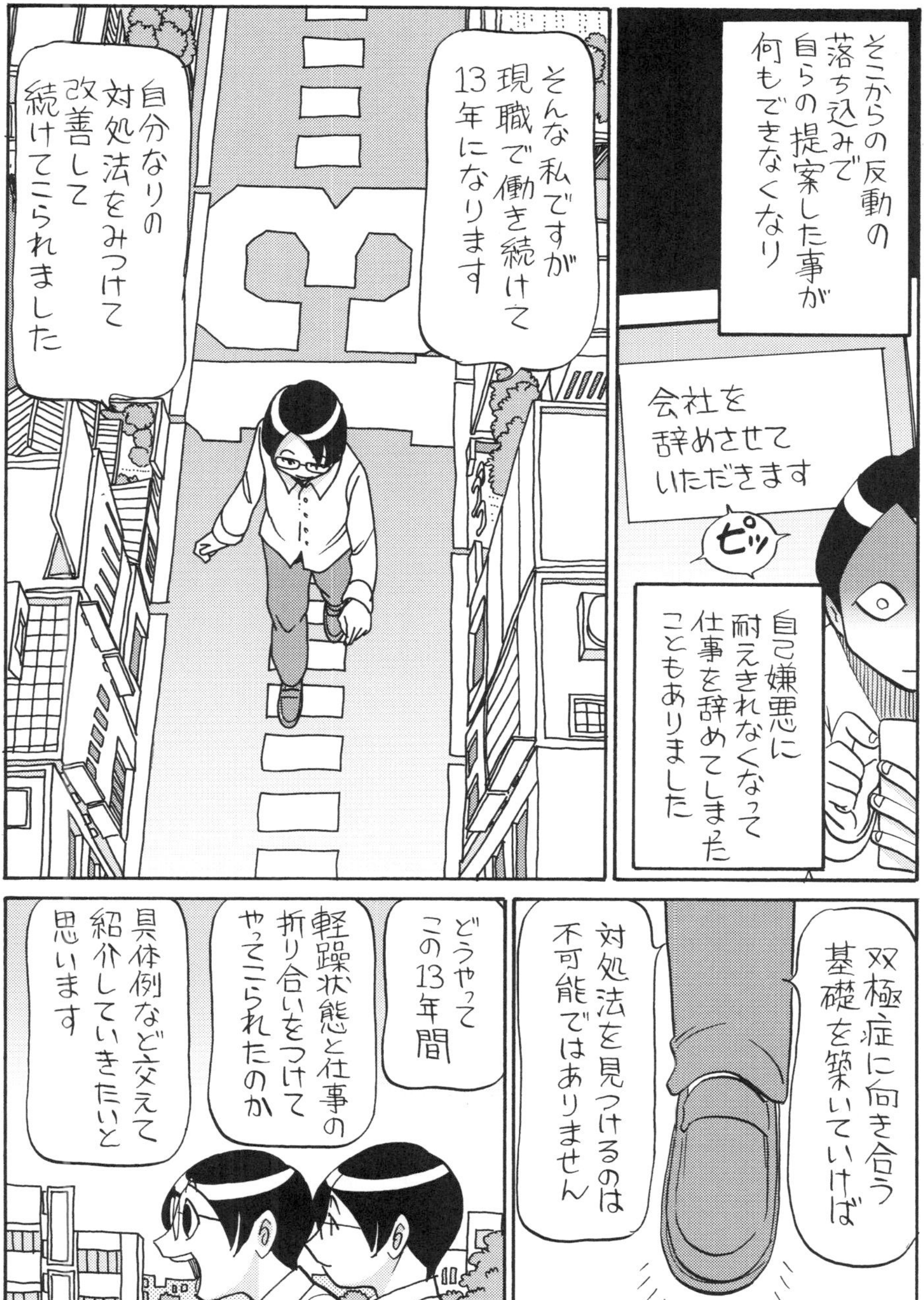
そこからの反動の落ち込みで自らの提案した事が何もできなくなり
会社を辞めさせていただきます
ピッ
自己嫌悪に耐えきれなくなって仕事を辞めてしまったこともありました
そんな私ですが現職で働き続けて13年になります
自分なりの対処法をみつけて改善して続けてこられました
双極症に向き合う基礎を築いていけば
対処法を見つけるのは不可能ではありません
どうやってこの13年間
軽躁状態と仕事の折り合いをつけてやってこられたのか
具体例など交えて紹介していきたいと思います

双極症による支障を例に出すと、「アイデアが次々と浮かび、矢継《やつぎ》ぎ早に喋ることで、会議の本題が進まず周囲が困惑する」といったように、複数の症状が合わさることは多々あります。**本章では、1つの症状に対して1つのケースという形で簡略化して紹介しています。**

2、3章に目を通し、「そもそも躁・軽躁状態に自分で気づけるはずがないから対処なんて無理」「うつ状態では何もできない」と思う方もいるでしょう。

昔は私もそう考えていましたが、4章のワークを通じて双極症に向き合う基礎を築いていけば、躁うつとの自分なりの対処をみつけることは不可能ではありません。

私自身、自分なりの対処を確立し、改善しながらも現職で働き続けて13年目になります。また現職を通じてお会いした双極症当事者の方々も、自己理解をし自分の対処を身につけ、社会で活躍している方を何百人と知っています。

2、3章で紹介する内容は決して唯一の答えではありません。**ここにある内容を、あなたが対処をしていくうえでのヒントとして活用いただければ**と思います。

「自分だったらどんな症状が出て、どうやったら少しでも対応できそうか」そんなことを頭に浮かべながら読み進めてみてください。

なお、**私は双極症Ⅱ型のため、躁状態については軽躁状態になりますが、読みやすくするため、2章と3章本文では「躁状態」と表現を統一して記載しています。**

躁・イライラ

アサーション技法を活用する

躁状態による「イライラ」は、それがきっかけとなって人間関係を壊しうる危険性の高い症状の一つです。

仕事の場面での躁状態のイライラについて、同僚に矛先が向く場合を紹介します。私の場合、「同僚は平等に業務をするべき」といった「べき思考」からのイライラが多かったです。

あるプロジェクトを同僚と一緒に進めていた時のことです。上司からプレゼン資料を私と同僚で手分けして作るように指示され、私は期限前に余裕を持って作成し終えました。ふと同僚のデータにアクセスしてみるとファイルの更新日時が、業務指示を受けた日から変わっていません。「まさか……」と思って中身を見てみると真っ白でした。

「ありえないでしょ」と思いながらも本人には伝えずにいると、期限翌日に上司から「依頼した資料ってどうなってる？」と確認の言葉がありました。

同僚は「忘れてました、今からやります」と平然と答え、その姿を見て私はさらにイライラが募《つの》りました。私は余裕を持って他のスケジュールも調整しながら対応したのに、期限を守れないなんてありえない！と、そう感じたのです。普段なら、同僚にも事情があるかもしれないし、これから取り組むなら問題ないだろうと相手の立場に立てますが、**躁状態だと「何だコイツ！」と内心で怒りが増幅して許せません。**当時の私は、イライラを察してほしいと、手元の資料を「ドンッ！」と音がするように置くなどして、職場の空気を悪くさせていました。

そんな他者に対するイライラを抑えるのに役立ったのが、**アサーション**です。アサーションとは「自他尊重のコミュニケーション」のことで、相手も自分も尊重するやりとりを指します。躁状態で相手を尊重するなんて無理ではないかと思われるかもしれませんが、**イライラの兆しが見えた時にアサーションは有効な手段となります。**自分の気持ちを押し殺して我慢するのではなく、また相手を責めるのでもなく、建設的なコミュニケーションを目指すことで、**人間関係が悪化することなく、イライラなどの感情も軽減することができます。**

私が働いているリヴァでは、うつや双極症の方の復職や再就職を支援しています。ここでは、実際に行っているアサーショントレーニングの流れについて、具体的に説明します。

①状況設定

過去のイライラの場面を具体的に設定します。今回でいえば、「プレゼン資料の作成期限について上司が同僚に確認し、同僚は『忘れてました、今からやります』と回答している姿を見た時」になります。

②普段の自分であればどう振る舞うか？

今までその場面で実際にどんな振る舞いをしたかを書き出してみます。実際に本人に怒りを伝えた場合は、その言葉を書き出します。さらに非言語的表現として、言葉以外の口調とか表情とか態度も示してみましょう。私の場合、手元の書類を「ドンッ！」と音がするように激しく置いたことが挙げられます。

③自分はどんな気持ちになる？

その時自分がどう感じたのかを言葉にします。「気分のパーセント」とは、ある特定の感情を過去に最も強く感じた時を100％として、その場面で感じていた感情の強さを相対的に評価するものです。**これを書くだけでも「あの時より今回はマシかも」と状況を客観視することができます。**

例：イライラ　80％　不満　60％　悲しみ　40％

④頭に浮かんだ言葉、伝えたい本音は？

気持ちとともに頭に浮かぶ文章を言語化してみます。例えば「こっちは余裕を持って対応したのに、期限も守れないなんてありえない！」などです。

⑤表現方法を考えて気持ちを伝える

ここが実際のアサーションの表現を考える部分です。③の中でも特に表現した方が良い気持ちを書き出します。今回は「悲しみ」としましょう。

文章を考える際は「ＤＥＳＣ法」を活用します。ＤＥＳＣ法とはDescribe（描写）・Express（表現）・Specify（提案）・Choose（選択）の頭文字からなる言葉で、４段階に分けて自分の気持ちを伝える方法です。

●Describe（描写する）：相手の意図や自分の気持ちを入れずに客観的な事実を述べます。

例：「私は◯◯（上司）さんから依頼されたプレゼン資料を期限内に終えたけど、□□さん（同僚）は期限後に『忘れてました』と回答していた」

●Express（表現する）：客観的状況に対して、自分の考えや思いを述べます。

例：「私は期限までに仕上げたのに、□□さんは分担された業務を軽視している感じがして、悲しかったんだ」

●Specify（提案する）：相手に望む行動や解決策などを具体的に提案します。

例：「今後、仕事を分担する時には、期限までに対応可能な分担かを話し合える時間を取れたらと思うんだけど、どうだろう？」

●Choose（選択する）：こちらの提案に対する相手の反応に応じて、自分の行動を選択する。

例：「（Ｎｏだった場合）じゃあ、◯◯さん（上司）も交えて話し合いたいんだけど、どう？」

図2-1　アサーションシート

①状況設定

②普段の自分であればどう振る舞いますか？「セリフ＋非言語的表現」
アサーションを意識せずに、普段の自分を書いてみましょう！

③こんな状況で、自分はどんな気持ちになる？
◎例：困惑（強さ 80%）

④頭に浮かんだ言葉・伝えたい本音は？
◎例：「え、なぜ今のタイミング？」

⑤伝えたい気持ちを入れつつ、表現方法を工夫すると？
③の中でも特に「表現したい」、したほうが良い気持ちを書き出そう
（例：困惑）
➡

⑥⑤の表現を体感してみると？（非言語的表現に着目しながら気持ちや気づきを共有しよう）

自分から伝えた時
■伝えた後、どう感じたか
■②の気持ちが変化したか%で記入しよう
例；困惑（80%→●%）

相手に言われた時
■言われて、どう感じたか
■その理由

こちらを参考に伝えたいことを整理し、そして本人役、相手役二者のロールプレイをします。

⑥ロールプレイをしてどう感じた？

ロールプレイを終えたら、やりっぱなしにせず、自身の気持ちの変化に目を向けて振り返ります。本人役は「伝えた後、どう感じたか」「②の気持ちの変化を記入」といった質問に答え言葉にすることで気づきが深まり、感情の変化をより明確に捉えることができます。

アサーションは、ネガティブな感情を完全に消し去るものではありません。ただ気持ちが少しでも楽になったり、軽減されたのであれば、それはアサーションの効果があったといえるでしょう。

次に相手役。ロールプレイを通して相手の立場に立って考えることで、新たな気づきが得られるかもしれません。「悲しいって職場で言うのはどうかと思ったけど、言われてみると相手に真剣に向き合おうと思った」そんな感想を持つ方も少なくありません。

以前の私は、自分の意見を尊重せず相手ばかりを優先する「ノンアサーティブ」な状態でした。**ノンアサーティブは周りからは良好な関係に見えますが、自分の中では相手に「譲ってあげている」「合わせてあげている」といった不満を募らせています。**それが行き過ぎると感情が怒りとなって爆発してしまいます。

日頃ノンアサーティブだった私は、**躁状態になると、この爆発する限界点が下がり、怒りと**

して現れる回数が多くなっていると気づきました。

自分の意見を尊重しないという点をさらに掘り下げると、自分が本当はどう思っているかをちゃんと整理できてないから適切に相手に表現できない、ということでもあります。「イライラ」などの怒りの感情は二次感情で、悲しい、不安、苦しい、困惑などの一次感情が積み重なり怒りが生まれるそうです。

アサーションを学んでから、ノンアサーティブではなく、自他共に尊重したコミュニケーションであるアサーティブを目指すことにしています。またその際に自分が何を感じているかを整理して伝えることを実践しています。

特に**「自分が何を感じているかを整理して伝えること」**を取り組むだけでも**冷静になり、イライラのままで周囲に対応する可能性を減らすことができます**。

今回の件で言えば、私のイライラを紐解くと「上司から同じ量の仕事の指示を受けて私だけ対応したのに同僚が対応していないことに不公平を感じている」ということになります。同僚に対して許せないという気持ちを同僚にそのまま伝えるのではなく、上司に気持ちを分かってもらうために相談する方が怒りを適切に対処できたかもしれません。

私がアサーションを学んだ中で印象的だったのは、**「感情的に振る舞うこと」**と**「感情を適切に表現すること」は異なるということ**でした。イライラを察してほしいと態度で示すのではなく、不公平に感じていることを言葉にして伝える。そうするだけで気分も落ち着いていきます。

ここでは、皆さんが躁でもうつでもない安定した状態（安定エリアのこと。4章で詳述）の時にできることを中心に、**無理なく取り組める第一歩である「スモールステップ」を提案します**。

ここでのスモールステップとしては、**イライラしたときの気持ちを書き出してみましょう**。躁状態になっている時に、イライラについて書き出すためには症状が落ち着いている状態から練習が必要です。普段の症状が落ち着いている時にイライラした場面について書き出してみましょう。

私も普段やっていますが、イラッとする出来事があったら「何に引っかかっているのか」「イライラしている原因は何なのか」をスマートフォンのメモ帳アプリを使って言語化するだけでも、自分の今の状態を客観視できてイライラが少し落ち着くと思います。

アサーションについて詳しく触れるとそれだけで本一冊になるので、気になる方は平木《ひらき》典子《のりこ》先生の著書などをチェックしてみてください。

躁・イライラ

あえて面倒な手段で連絡してみる

躁状態のイライラは、矛先が上司や社外の人にまで向いてしまいます。

私は過去、社外の人に対して、我慢できずに感情が爆発してしまった瞬間がありました。それは、チャットでのやりとりでした。

私が編集長を務めるWebメディア「双極はたらくラボ」を立ち上げる直前のことでした。私は掲載する記事の企画から原稿執筆までを担当し、社外の編集のプロの方に内容のチェックをお願いする体制を組んでいました。

企画記事の一環として、インタビュー取材を行い、その内容をまず文字起こししました。慣れない業務を数時間かけて完了させ、文字起こしを私なりに記事にすべく編集し、初稿として提出しました。「初めてで、できているか不安だけど何とか形になった」と作業を無事終えたことに安堵《あんど》していました。

その数時間後に、チャットで返信がありました。どんなフィードバックをもらえるのか、興味半分怖さ半分でメッセージを開いてみると「初稿として提出されていますが、私たちの業界ではメモ書きのレベルです」と辛辣《しんらつ》なコメントがありました。添付されたドキュメントには、修正コメントがびっしり書き込まれていました。

前提として、その方とはこのやりとりの前から、私が一人前の編集長になるための教育もかねてフィードバックをお願いしていました。

しかし、私としてはできる限りの仕事をしたと思って提出したものでした。ダメ出しされた時、その場で頭にカッと血が上るような気持ちになりました。

「素人なりに頑張ってやったのに！」

「こんな言い方しなくたっていいじゃないか！」

冷静さを失い、反射的にチャットで「メモ書きって表現はないんじゃないですか！」「編集長は私ですよ」と怒りに任せた長文を返し、相手を困らせてしまいました。

『仕事でイライラすることは誰にでもある』と思うかもしれませんが、**そのイライラにまかせて行動してしまうことは、躁状態の症状として危険なことです**。感じたままに行動しては、周りも怖がってしまい適切な人間関係が築けず、社会や会社では生きていけません。

編集のプロとしてアマチュアなレベルにオッケーを出せるわけがない。それがその方の仕事なのに、私が感情的に応答したことで、困惑させ、気を遣わせてしまったのでした。

他にも、上司や社長のちょっとした言動や行動にイライラして反抗的な態度をとったことは何度もあり、思い返すだけで恥ずかしくなります。

そんな私が取り組んでいる方法は**面倒な手段であえて連絡してみること**です。これを私は**コ**

図2-2　コミュニケーション手段別の労力と情報量

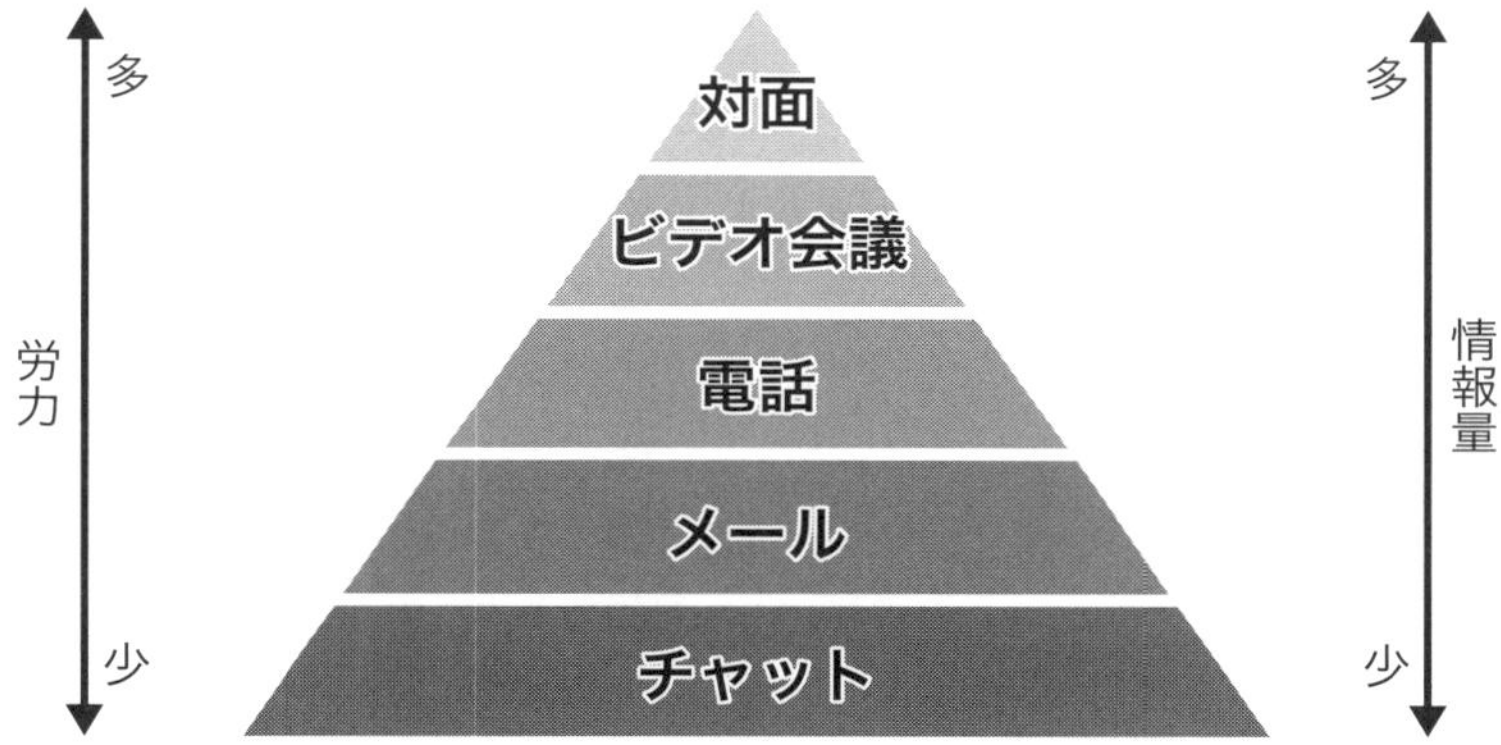

ミュコスト（コミュニケーションコスト）を上げると呼んでいます。

図2－2はコミュニケーション手段別の労力と情報量の関係を表しています。労力とは、コミュニケーションにかかる手間や時間、準備を指します。情報量とは、相手に伝えられる情報の内容や量、ニュアンスなどを指します。

「コミュコストを上げる」というのは、簡単なコミュニケーション方法から、もっと労力がかかる方法に変えることを意味します。それぞれの方法の特徴は次の通りです。

チャットは、手軽でリアルタイムでやりとりできることが利点ですが、情報量は少なく複雑な内容には不向き。メールは記録に残しやすく情報共有に便利ですが、感情が伝わりづらいです。電話は声を発するのみで手軽ですが、非言語情報が伝わりにくく誤解が生じやすいです。ビデオ会議は対面に次いで情報量が多く、技術的な準備が必要ですが対面よりは気軽にできます。対面は最も情報量が多く、複雑な内容や感情を伝えやすいですが、他の手段に比べ一番労力は大きいです。

チャットで受けた指摘にモヤッと来たら、反射的には返さず、チャットより一段階労力のかかるメールで文章を作ります。

メールであれば、チャットよりも時間をかけて考えを整理できるので、文面を整える必要がある分、冷静に伝えられます。

さらに上の手段は電話です。場合によっては電話でも、チャットと同じテンションでイライラを放出してしまう可能性はゼロではありません。ただ、思いつきでこちらの要望を伝えられるチャットと、発言をした瞬間に必ず相手がいてリアルタイムでやりとりが続く電話で比較すると、電話の方が自分の中での発言のストッパーがかかる確率は高まります。

実際、チャットで始まるやりとりを、**電話以上のコミュコストがかかる手段に上げることでイライラを放出する回数は格段に減りました**。

例えば、コミュコストを上げて、Ｚｏｏｍを使うことで表情などの情報が加わり、対面であれば、一番情報量が多く、認識のズレも少なくやりとりできます。

コミュニケーションがこじれて揉めてしまい、嫌な感情になると、相手を避けたくなるものです。そうすると、同じ相手に対してより簡易的な方法でコミュニケーションを取るか、コミュニケーション自体を減らしてしまいます。

イライラを少しでもコントロールしてその流れを変える工夫として、**あえてコミュニケーションに手間をかけることが大切です**。労力はかかりますが、コミュニケーションのズレが減り、イライラを少なくできます。

皆さんもよければ、取り入れてみてください。

躁・万能感

周囲に一度相談する

双極症における**「万能感」とは、躁状態において現れる、自分が何でもできる、特別な能力や力を持っていると感じる感覚のこと**です。この万能感が仕事中に発動されると、かなりリスキーな状態に陥ります。

万能感があると、リスクを恐れずどんどん仕事を進めてしまいます。ビジネス上では一見、望ましい状態に見えますが、双極症の症状が絡むと大きい問題になりえます。とある企業のマーケティング部に所属している双極症当事者Aさんを例に見てみましょう。

躁状態のAさんはある日、新商品のキャンペーン企画で今までにはない予算のテレビコマーシャルを放映するプロジェクトを思いつきました。大規模な予算のため、通常ならば慎重に検討されるべきですが、躁の影響による満ち溢れる自信とエネルギーによって、「これは最高のアイデアだ！」と確信し、独断で広告代理店に問い合わせるなど、話を進めてしまいます。

Aさんのアイデアについて、同僚や上司から「CMなんてうちでは前例がないから、一旦立ち止まって考えましょう」「そんな予算の企画をAさんだけで進めてもらっては困る」とストップの声がかかりますが、Aさんはもう止まりません。

むしろ「全然分かってない！指摘ばかりしないで、やってみないと分からない。絶対うまくいく」と、攻撃的で自信満々に満ちた発言を繰り返します。その結果、「そこまで自信を持って提案してくるなら」と上司も勢いにおされて承認してしまいます。

企画の効果やリスクの評価が十分に行われないままプロジェクトが始動してしまうと、**最初は躁状態の勢いで力ずくで進めますが、次第に作業量がキャパシティを超える**ようになり、関係者との予定をすっぽかしたり、提出期限に資料が間に合わないといった問題が徐々に発生します。躁状態の時に立てられた計画のため、段々と計画がスローダウンしていき、最終的にはそもそも準備不足であることや見通しの甘さが原因でプロジェクトが頓挫してしまいます。

プロジェクトに費やしたお金を失い、上司や同僚からの信頼も失います。Aさん自身も、罪悪感と躁状態で活発に動いた反動で一気にうつ状態になります。

このケースはいくつかの話をもとにした架空事例ですが、私も似たようなことは何度も経験しました。**リスク無視でプロジェクトを始め、途中で頓挫してしまうのです。**

このように、リスクを考えず突っ走ってしまうおそれがある時に私がやっているのは、**他者の意見を必ず取り入れること**です。「躁状態では人の意見なんて聞けない」と思われるかもしれませんが、ここでいう他者とは、「躁状態でも意見を聞こうと思える（聞くに値する）関係の人」のことです。

では、その意見をもらえる他者をどう見つければいいか。これは、自然と現れるものではなく、**積極的な取り組みによって自らが作っていく意識が大事**です。

まず「この人の意見を聞こう」と思える相手を見つけることからスタートします。私の場合は10年近く同じ会社にいて、何十人もの上司や同僚と関わった中で、直感的に「この人に相談に乗ってもらいたい」と思えた相手と積極的に関わっていきました。

次に、その人と関係を築いていくためには、先ほどご紹介したアサーティブなコミュニケーションを意識し、本音をお互いに出せる関係を作り出すことが大事です。

様々なコミュニケーション手段も織り交ぜながら関わっていけるとよいでしょう。気軽にできるチャットで近況を軽く共有し、数か月に一度は実際に会って食事をするのもおすすめです。チャットも食事も自分から関係を築こうとする意識が大切です。

良好な人間関係は自然と形成されるものではありません。意識的に、継続的に、関わる必要があると私は実感しています。

仕事で悩む内容については、冷静な意見をもらえる人に現実的な内容か意見を聞くことは、私が必ずやっている対処の一つです。

また、当たり前のことですが、大きなプロジェクトを進める場合は**通常より長期で計画を立てること**も工夫の一つです。冷静な視点で意見をもらい、勢いだけで動き出すのではなく、勢いをセーブしつつ、無理なく完了できる計画を立てます。

現在、私は社内で、双極症の方の支援を特徴とする就労支援サービス（就労移行支援事業）の立ち上げ準備を進めています。通常、同じ形態のサービスを立ち上げる場合は、半年を目処に責任者が集中的に時間を割いて完成させます。

でも私はそのペースで進めると躁状態のきっかけになると考えました。**勢いで乗り切れたとしても、サービス開始時には燃え尽きて継続できないのではないか、と**。

よって、通常よりも1年も長い、およそ1年半の期間をかけ、他の業務と並行して、サービスのコンセプトや名称、採用やプログラム検討を無理のないペースで進めました。これであれば、サービス開始後も体調を安定してやっていけそうだと目処が見えています。

このように、他者の意見を必ず取り入れる第1ステップは、**決断について意見をくれる相談相手の候補を書き出してみること**です。「相談相手の候補はどうやって探すの？」と思われた方は、以下の観点から考えてみましょう。

一つは職場での関わりを振り返ることです。これまで、親身に話を聞いてくれたり、的確なアドバイスをくれたり、この人になら話を聞いてもらいたいと少しでもピンと来た人がいれば書き出してみましょう。以前の上司や前職の同僚といった、**現在関わりがなくなっている人でも、関係は回復できる**ので、気にせず書き出しましょう。例えば「近況報告」「過去の感謝を伝える」などを糸口にして連絡を取ってみたり「ランチやお茶に誘う」「共通で興味があるイベントに誘う」といった形で直接会う機会を作ることはできます。「過去に迷惑をかけた」といったことがあるなら、改めて対面で謝罪する機会にもなります。

また、どうしてもそのような人物が思い浮かばなければ、プロの力を借りてカウンセリングやコーチングといったサービスを受けることを検討してもよいかもしれません。お金はかかりますが、確実に時間を確保し、真剣に話を聞いてもらう状況が作れます。

他にも、双極症に関する当事者会などのコミュニティに参加するのも一つです。

私たちは「双極症と働く」をテーマに語り合う「双極はたらくトーク」というオンライントーク会を、月1回実施しています。その場に参加して話すだけで落ち着くという方もいますし、何より同じ悩みを抱える仲間と交流できます。経験談を共有したり、アドバイスをもらったりすることで、信頼できる相手が見つかるかもしれません。

まずは候補を探してみる。そしてやりとりできる状態になれば、日頃からちょっとした情報交換をし、いつでも相談できる状態を作っておけるといいのではないでしょうか。

躁・万能感

1日に予定は1つしか入れない

躁で人間関係が一気に広がり、うつになって関係を遮断した経験はありませんか？

人脈を広げるだけ広げて、ある日突然、すべての連絡先を消去しリセットしてしまう。これらも躁状態の特徴です。

躁状態では「何でもできるはず」と気が大きくなり、新しい場所に飛び込むこともいとわなくなります。新しく繋がったコミュニティで出会いを見つけ、それが連鎖して広がっていくことはよくあります。

例えば、新しいプロジェクトを始動するにあたって、下調べでＷｅｂや動画を見て回るというのは自然な行動です。しかし、**躁状態にあると情報収集することが刺激となり、症状をさらに加速させてしまいます**。

プロジェクトの関連分野の第一人者が開催するセミナー情報に目が留まり、「これだ！」と思い立って、参加を決意します。迷いや躊躇《ちゅうちょ》はありません。セミナー会場で同じ関心を持つ人々との出会いもまた刺激的で、テンションが上がります。会場で繋がった人と細かく連絡を取り合い、情報交換を続けます。そこでつながった人から他のセミナーへの招待、新たな知り合いの紹介と、スケジュールは瞬《また》く間に埋め尽くされます。一日に2件3件と予定を重ねるのも珍しくない状況になります。

周囲からは「活動的で人付き合いがいい人」と好印象を持たれがちですが、双極症の方の場合は躁状態だからこそ維持できる関係です。症状が落ち着き、うつ状態に傾けばそうした関係が負担になり始めます。

私自身、こうして**一気に繋がった交友関係を一斉に遮断して関係性を絶ったことは何度もありました。**

こうした状態の時は、予定の入れ方とセミナーでの立ち居振る舞いに気をつけます。まずは予定を可視化します。手帳やGoogleカレンダーなどのツールを使い、予定を見える化して、「業務時間後にいれる予定は週に1件まで」「週末も予定をいれるのは1日1件まで」とルールを決めます。ルールを決めないと、誘いがあるだけ予定を入れてしまいます。

しかし可視化するだけでは、ルールを決めても、予定が空いているとつい埋めたくなってしまいます。そこで、私は**「10時〜15時の間は一人で過ごす」といった、休ませる予定をあらかじめカレンダーに入れています。**視覚的にも予定が埋まっていることがわかるので、人と会う刺激的な予定をセーブすることができます。

予定の総量を見えやすくするため、**アプリでも手帳でも、仕事とプライベートの予定を1つに集約しましょう。**

「可視化するだけでそんなに変わるの？」と思われるかもしれませんが、感覚的に予定を把握するのと違い、「今日は予定が3個か」「今週の土日両方予定がある」と客観的に予定を見ることができます。この客観視が「もしかして今、躁っぽいかも」や「予定を入れすぎているから抑えよう」といった自己理解や躁の流れを変える可能性を作ってくれます。突発的なアクションに対して、一拍を置くためにもオススメの方法です。

そして、セミナーに参加した際の立ち居振る舞いですが、**今後も繋がる人は1セミナー1人と決めておきましょう。**

実際私は、セミナー参加後に交流会がある時は、「今後も話せる関係の人と一人繋がればラッキー」くらいの気持ちで参加しています。

過去には交流会で何十人と名刺交換したこともありましたが、何を話したのかなんて覚えていませんし、その後もつながる可能性はほとんどありません。様々な人と「初めまして」の会話をするのは刺激と負荷が高く、躁を増長させてしまうと気づきました。

特定の一人と深くやりとりしようと決めるだけで、交流会の場で負荷も減り、維持しないといけない交友関係も無駄に広がりません。

躁・万能感

躁に頼らなくてもできる作業を続ける

双極症の当事者は、履歴書の職歴欄が何行にもわたり、書ききれないことも珍しくありません。**転職の回数が多いことは、働く双極症の方から聞く特徴の一つでもあります。**

私の場合は、躁状態の「万能感」で気が大きくなり、その反動でうつになり、転職を繰り返すパターンが多くありました。

具体的には、20代で4回の転職、正社員として4社の経験と個人事業主を1回経験しています。そして、現職までは1か所あたり最長でも2年と続きませんでした。

転職面接での振る舞いから考えるに、躁状態であったなと今になって分かります。それこそ、ドヤ顔で「専門分野で書籍を出しています」「御社のことを調べて、Webサイト活用に関する提案書を作ったので見てください」と、私を採用しない理由はないでしょ、と言わんばかりの態度で面接に臨んでいました。

そして、**大風呂敷を広げてアピールをして入社しても、躁状態がおさまるとともに万能感も薄れます。**

入社後に仕事を任されると、「デキる社員」として入社しているため、内容が分かっていなくても他の人に聞けず、不安な気持ちを隠しながら仕事をします。そして日々、求められる業務スキルに達してないという現実に気づき、何でもできる自信は幻だったと分かってきます。

「今後もここで仕事を続けるのはムリだ」とうつっぽい考えが大きくなると、無断欠勤をしてしまいます。さらに「休み続けるなら迷惑がかかるから辞めてしまおう」と一人で判断し、結果的に短期で退職します。私はこの悪循環のパターンの繰り返しで転職していました。

職歴を振り返ると、「Ｗｅｂに関する仕事がやりたいから」という漠然とした興味でしか仕事を選んできませんでした。それでも、プロジェクトを立ち上げたという見栄えのいい経歴と、躁状態の勢いも借りて何とか転職できていたと気づきました。

しかし、**短期間に退職、転職を繰り返していたため、業務経験や社会人経験が積み重なっていませんでした**。

ＥＣショップを運営していた時も、業務に慣れて1年も経たずに転職しました。Ｗｅｂの制作会社では営業を担当しましたが新規獲得はできず、既存のお客さん周りだけを対応していました。前職では、社内で唯一のＷｅｂ担当兼広報担当だったため、どちらも独学で業務をこなし、誰からも指導やアドバイスはありませんでした。**興味のまま、気分のままに仕事を変えていくことで、職業人生がどんどん苦しくなることも、20代後半で感じ始めてはいました**。

そこで、躁状態の万能感に頼らず現実的な職業選択をするために、**「やりたい仕事よりできる仕事」にシフトチェンジ**をしてみました。

今の仕事に就いたきっかけは、前職で評価を受けていた広報業務と当事者としての経験を活用できる精神疾患のある方の復職・再就職の支援業務の兼任でオファーをもらったことでした。支援業務は未経験からのスタートで「支援なんて私にできるのだろうか」と不安もありました。しかし、経験を積んだ先輩から丁寧に時間をかけて指導してもらったり、チームで日々支援のあり方についてフィードバックをもらうことで、月日を重ねるごとに自分の身になっていきました。

以前は、躁状態による過度な自信や勢いで転職を繰り返していましたが、現職では落ち着いて現実的に仕事を選び、無理なく続けられています。そのため、**「続けられるだろうか」という不安よりも、「これなら続けられそうだ」という自信を感じています。**

とはいえ、やりたい仕事を諦めたくないという気持ちもありました。だから安定的に働けるようになってしばらくしてから**「できる仕事の中からやりたい仕事を探す」**ことにも取り組み始めました。

正直、支援の仕事に就いた当初は「働き続けることが最優先。やりたい仕事かどうかという考えは捨てよう」と諦めていました。今までのWeb業界の仕事から一転して就いた福祉業界での仕事に対してワクワクする感情はありませんでしたが、「生きていくためには仕方がない」と自分に言い聞かせていました。

でも、実際に働いてみると、やりがいを持って働くスタッフが多くいました。人と関わるサービスのため、同じ瞬間が一つとしてなく、常に変化と学びがあります。サービスの利用者さんにとっては、精神疾患によって仕事を離れ、人生の岐路に立つ中で、再び社会に戻っていく重要な過程です。そこに立ち会えることが、この仕事の大きなやりがいだと気づきました。**現職での様々な経験を経て、今となってはどんな仕事でも楽しみを見つけられるのだ**と考えています。

これから仕事をする方、もしくは働き始めて1年未満の人は、**ひとまず1年間は細く長く、目の前の与えられた仕事に対応してみてください。**体調優先でできるだけ残業せず帰宅しましょう。

双極症のある方たちは目の前の仕事を最優先にしがちですが、最初の1年は特に、自分の体調を一番大切にすることを心がけましょう。

1年以上同じ職場で働いている人は、働いてきた中でできる仕事は何かを一度考えて書き出してみましょう。

やりたいことよりも、自分が無理なくできること。他の人にお願いされることが多いこと。そこには躁状態の力など借りなくても取り組み続けられるものです。転職の繰り返しをストップできるヒントがあるかもしれません。ぜひ一度、書き出してみましょう。

躁・眠らなくても平気

体調や気分ではなく実際の仕事量で判断する

「寝るのがもったいない」と取り組む姿は周囲からは仕事熱心に見えますが、双極症の人にとっては危険な状態です。

躁状態になると睡眠欲求が減少し、休まなくても平気な状態になります。勢いに任せて働き、睡眠をとらなくても問題なく、むしろ眠りたくない状態になり、2、3時間の睡眠でも疲れが残りません。たとえるなら**ゲーム「スーパーマリオ」で、マリオが星マークのアイテムを手に入れて無敵になる「スター状態」のような、無尽蔵に活動できる感覚です**。

でも、その勢いもある日を境に突然かげりが見えます。無敵状態だからこそ可能だった計画がこなせなくなり、仕事の支障が大きくなっていき、ついには欠勤や休職、退職に至ります。**スター状態は一瞬で、通常の状態に戻っているのに走り続け、弱めの敵（ゲーム上ではクリボー）にぶつかって簡単に倒れてしまう感じ**でしょうか。

元々の気質が躁状態と相まって、私はずっと刹那《せつな》的な頑張り方で仕事をしてきました。

新卒入社で任されたネットショップの業務では「3か月で目標に達しなければ会社を辞めます！」と上司に宣言し、平日夜も土日も問わず働き続けました。

前職でも、転職してすぐ、「早く自分の存在意義を見出さないと、この会社で居場所がない」と考え、入社した月に社内でＷｅｂの勉強会を企画しました。上司から「３か月でＷｅｂサイトをリニューアルしてほしい」と依頼された際は、休み返上ならできると考えて承諾し、実際に昼夜問わず働き、ギリギリのスケジュールで対応しました。

これらはすべて、その過程を切り取れば「全力を出して頑張っている人」と評価されるかもしれません。でも、実際には**「全力を出して頑張っている状態」は継続されず途中で不調に陥ったり、連絡を遮断したりして、休職や退職という末路をたどっています**。

そこで働く姿勢を変え、今は刹那的に全力で働くのではなく、無理のないペースで働き続けることを心がけています。具体的には、双極症の対処の基本として気分の波を作らないのと同様に、**働くためのエネルギーの出しすぎや休みすぎを避け、出力を一定にし続けること**を心がけています。

例えば、仕事が捗《はかど》って集中できる日があったとしても、定時＋１時間までで必ず切り上げます。残りの業務を書き出し、業務時間を平準化させます。

数か月の準備を要するイベント業務であれば、イベント開催の直前や当日はエネルギーの出力が大きくなることが予測されます。そのため、イベント翌日にあらかじめ有休を申請することで負荷を相殺《そうさい》します。常に**「働いた分、ちゃんと休んで、元の状態に戻っているか」意識して仕事を進める**ようにしたことで、エネルギー出力のバランスが取れるようになりました。

年月日	業務時間	疲労度	備考
202X 年10月1日	9時間	70%	緊急対応の仕事で残業
202X 年10月2日	8.5時間	80%	昨日の残りの仕事を対応して残業
202X 年10月3日	8時間	60%	昨日、一昨日の疲労度を考えて定時帰宅

私も含め双極症あるあるとしていわれるのが、何かを取りかかる際に、必要以上に真面目に頑張ろうとすることです。

私はそれを自覚してから、**「ゆるりと」という言葉を意識して口にしています**。それによって、「頑張りたい自分」をほどよくセーブできます。

業務時間については、時間を一定にする制約を設けることで、それを達成するためにどう工夫すればよいかが見えてくると思います。

さらに、0～100％の中で今の疲労度を記録して、疲労度が50％を超える日が2日続いたら翌日は定時に帰る、または週末の予定を1つ減らす、といった判断の目安にするのも効果的です。

ただこれも、**躁状態だと疲労度を感じ取るセンサーが機能しない可能性が高いので、歩数など客観的に判断できるものも計測できるとよい**でしょう。

日頃使っている手帳でも、カレンダーアプリでもメモ帳アプリでも、無理なく続けられる方法で取り組んでみてください。

躁・眠らなくても平気

ペースダウンする前提で前もって計画を立てる

今話題の「リスキリング（スキルを付け直す、学び直すこと）」と双極症の相性は、正直あまりよくありません。

「眠らなくても平気」の躁状態に翻弄されると、継続的に何かに取り組むのは難しくなります。継続的に取り組む必要がある例として、資格取得が挙げられます。仕事をしていく中で、自己研鑽《けんさん》としての資格取得など、リスキリングは継続した勉強が前提です。私は精神保健福祉士と公認心理師という国家資格を所持していますが、これらは双極症を発症した後、現職で働きながら取得しています。

双極症の当事者の方からは「最初は勢いで勉強できても継続できないのでは？」「働きながら資格勉強なんて、負荷が高くてできないのでは？」といった質問をもらいます。

確かに双極症と付き合いながら資格を取得するのは簡単ではありません。私の所持する国家資格は1年に1回の試験日が設定されていますが、双極症の症状によっては1か月後の予定も確約できるか分かりません。1年後と言われたら、それだけでもプレッシャーになります。試験に向けて、症状の波と付き合いながら定期的に勉強をし続けないといけません。

このように資格試験を受ける場合は、**気分や体調に波がある前提で勉強計画を立てなければなりません。**

公認心理師の勉強を始めた当初はとても順調でした。「予定より早く参考書を進められそう」とハイペースで進めましたが、しばらくしてふっと嫌な予感がしました。このペースで続けても、絶対に息切れしてしまうと。

そこで「少しペースダウンして、〇日かけて参考書を1周進めることにしよう」とブレーキを踏みました。試験まで10か月あるとしたら、飛ばしてしまう時期でも極力、「あと少しやりたい」と感じたところで勉強を止めます。また、**試験までの1〜2か月はうつ期に入って勉強できない時期があると想定して計画を立てました。**

実際、読み通りに試験1か月前に勉強疲れもあって、気分が落ち込み、参考書を手に取ることもできなくなってしまいましたが、「あ、やっぱり来たか」と意外に冷静な自分がいました。落ち込みを見越してペース配分をしていたので「勉強が間に合わない」といった焦りを強く感じませんでした。また、気分が落ちている時でもできる、負担の低い勉強方法に切り替えることで、試験勉強によるうつの悪化を避けられました。具体的には、手を動かさずに、講義音声をぼーっと聞いたり、試験に関するYouTubeなどを観ていました。

もし資格取得などのリスキリングを考えているのであれば、まずはざっくり過去一年分の気分の波を書き出してみることです（これは4章のワーク「ライフチャート」と同内容です）。

年単位の気分の波が分からない方は、1か月、3か月、半年といった、振り返りできる単位で書き出してみてください。

季節によって躁になりやすい、うつになりやすい、また出来事によって気分が揺れるといった自分のパターンをまず書き出し、それを参考に、気分の上がり下がりも想定して先の勉強計画を立ててみましょう。

躁・眠らなくても平気

「攻めの有休」を取る

周囲の評価や期待に応えたくて、それが躁状態が加速することもあります。「眠らなくても平気」が影響して活発に働いていると周りから評価されて、それが悪循環になっていくケースです。

エネルギーが溢れて活動的な人を見れば、周囲はポジティブな状態と認識します。特に転職してすぐに躁状態になると、「積極的で活動的な人が入社してきた」と上司や同僚にも評価されるでしょう。

本人も「早く結果を出して評価されたい」「自分の居場所を作りたい」と思っていますが、それが躁状態と合わさると悪循環になります。

私の場合、転職してすぐにフルスロットルで働いていたので、当初は上司や同僚から高い評価を得ていました。社内で唯一のＷｅｂ担当として入社し、同僚に積極的に情報提供したり、書籍で読んだマーケティング手法を取り入れてみたりしていました。しばらくすれば、**「フルスロットルな状態の松浦」が、周りにとっては「通常モードの松浦さん（本人の実力）」という認識になっていきます。**

仕事ができる人だと評価されれば、どんどんと次の仕事を任されます。私もそれが嬉しくてより仕事を頑張ります。好循環のサイクルに見えますが、双極症の場合は、必ずどこかで歯車が合わなくなります。急に糸が切れたように仕事ができなくなって欠勤や休職を繰り返していくと、周囲の評価は１８０度変わっていきます。

この悪循環を断ち切るためには、業務で求められるレベルをあらかじめ上司に聞き、その基準を超えないよう仕事を進めることです。

新卒で入社した会社でＥＣショップの店長をしていた時のことです。上司から「自由にやっていい」と指示されたため、私は売上目標を設定せず、「限界まで売上を上げた方がいいはず」と勝手に動き、自分の体調をセーブせず、際限なく働いて消耗してしまいました。

その時、「月商でいくらを目指せるといいでしょうか？」と確認するだけでも、私の仕事の進め方は変わっていたと思います。

「新卒1年目だし、経験の意味合いもあるから月10万円から目指そう」と上司が指示していれば、私の業務時間は1日8時間程度で、十分目標を達成できたかもしれません。

業務の指示があった時には、何となく分かった気にならず、「具体的にはどこまでのレベルを求めていますか」「いつまでに終わればいいでしょうか」「方向性が合っているか、途中で確認してもらえますか」と、**指示された時点で完成図と過程が浮かぶまで聞きましょう。最初は勇気がいりますし負担もかかりますが、結果的にトータルの労力は減らせる**と思います。

「この前の会議の内容、うまい具合にまとめといて」と指示を受けると、自分にとっての「うまい具合」の基準をもとに、時間もかけるだけかけてしまいがちです。こういう場合は、「うまい具合というのはどんな状態か」「いつまでに必要か」といった**具体化、数値化させるために聞き返し、完成像をすり合わせる習慣をつけてみましょう**。仕事を受ける時の手間は増えますが、トータルでは業務量をコントロールしやすくなると思います。

また、燃え尽きないために私がやっていることは、有給休暇が付与された後に**攻めの有休**を取得するという方法です。これは支援業務の中で出会った利用者さんが使っていた造語です。

以前の私は「有給休暇は自分の都合で使うものではない」と考えていました。怪我やインフルエンザなど、やむを得ず休む時のために取っておく「保険的なもの」と捉えていました。またそうでない理由で休みを取る人に対してどこかイライラを感じていました。

実際私は、休職が長期化した結果、自己都合で退職するパターンを繰り返しており、有給休暇を使い切らずに辞めていました。そんな私には「躁状態で仕事ができてのめり込んでしまう時こそ、あえて休みを取る」という**「攻め（＝自分から積極的にとる）の姿勢」**で有休取得をとる方法は適していました。

休みの中身も**ただリフレッシュ（気分転換）するのではなく、リラックス（心身を休める）を意識して、美術館巡りやカフェで読書など、躁状態を鎮めることを意識してゆっくりとした過ごし方をしています。**

躁・アイデアが次々と浮かぶ

社内では「ブレストリーダー」になろう

「アイデアが湯水のようにどんどん湧いて出てくる」というのも躁症状のうちの一つです。Aというやりたいことを考えている途中にBが出てきて、Bを考えていたらCを思いつき、そしてCから「そういえばこれはAに関係があって」と戻っていくというように、**アイデアが広がって連鎖して頭の中で散らかってしまいます。**

また、躁状態でアイデア出しの会議があれば、もう独壇場です。その場で浮かんだ発想を頭の中からそのまま取り出すように話し続け、周りは全くついていけません。

頭の中がせわしなく、「こんな企画を思いついたんですけど」「昨日、ネットで読んだ記事をヒントにして」と常に様々な思考が飛び交っている感覚があります。自分の中では脈絡があっても、周りからすれば「そもそも何の議論してるんだっけ?」「ちょっと話題が大きすぎないか?」と理解不能だったり、圧倒されて困らせてしまったりすることもあります。これでは、チームとして仕事を進めることは難しいでしょう。

アイデアが次から次へと頭の中で湧き出る時は、頭を落ち着かせる行動が必要です。一度トイレ休憩を挟み深呼吸をしたり、アイスノンで頭を冷やすなどして、クールダウンしましょう。

一方、**仕事の支障を減らすという点では、アイデア自体を精査する仕組みを職場で作れるとよい**でしょう。アイデアの現実性を評価し、実行可能かどうかを検討するためのプロセスを設けることが有効です。

躁状態で思いついたアイデアは多くの場合、現実離れしていることが多いです。とある当事者の方から聞いた話ですが、社内で採用イベントの企画を考えた時に、「人気アーティストを呼んでライブを開催」「メタバース空間で会社説明会」といった予算や人員の制約を無視した、壮大なアイデアを出したそうです。

しかし、内容の精査を他のメンバーに任せるというプロセスを踏んでいたため、結果的にその案は予算や時間を踏まえ却下されたといいます。このようにミーティングの前半をアイデアを広げるブレインストーミングに設定して、後半の時間は別のメンバーが現実に照らし合わせながら判断することで、チームとしての支障を減らすことができます。

あなたがチームに入社したばかりで関係性ができていない時は、他人にアイデアを精査してもらうよう頼むのは気が引けるかもしれません。しかし前述のように、**ミーティングの枠組み自体を「前半はブレスト、後半は精査」と提案する**ことで、自然と役割を分けることは可能です。

躁状態で思いついた案の多くは、予算的にオーバーしていたり、スケジュール的にタイトだったりするなど、難しい側面があると思います。ただ新しく画期的で、思いもよらぬアイデアというのは、特にブレインストーミングなどの発想を広げる会議においては歓迎されます。あなたの特性を活かせるチャンスでもあるので、積極的に発言しましょう。

もちろん、**ブレストが刺激になりすぎて躁状態を加速させないよう注意しなければなりません**。治療や自己対処といった対応は前提のうえで、タイマーを使って「10分間で思いついたものを付せんに書き出す」ようにするなど、無理のない範囲で取り組んでください。

日頃から「私はアイデアを出すのは得意な方だけど、現実に落とし込むのは苦手だから」とチームメンバーに伝えてもいいでしょう。現実の検討は他の人に任せ、アイデア出しは自分がする、とチーム内で役割分担することができます。

躁・多弁

余計な発言を防ぐ「脳内コンテスト」のススメ

躁状態になると、次々と思いついたことを口にしてしまう**「多弁」**と呼ばれる症状が現れます。私の場合、普段はしない鼻歌や口笛がつい出てしまいます。

多弁によって、職場で支障が出ることもあります。私がチームメンバー同士で雑談していた時のことです。その場を盛り上げようと後輩のちょっとした癖に着目し、「いつも◯◯してるけど、気づいてる?」「気づいてないの? ヤバイよ笑」とまくしたて、後輩の反応にはおかまいなしに話し続けていました。

場として盛り上がっても、後輩にとってはただ面白くないいじりを受けているだけです。実際、個別で「あの癖はどうしても止められず悩んでいたので、冗談半分でからかわれて、すごいイヤな気分になりました」と言われました。

後から落ち着いて考えればやりすぎだと分かるのですが、躁状態の渦中だと気分のままに多弁が加速し、悪い方向に向かってしまいます。

どうしても言葉が頭に浮かび続けてしまう場合は、**「脳内コンテスト」**をおすすめします。思いついてしまうことは止められませんが、それを口に出すかどうかは、自分で調整することができます。

例えば、頭の中で次々思いつく「面白いと思うこと」をとりあえず5つまでストックし、発言せずに保留します。その中で「他者を傷つけず」「一つだけ口に出す」という、自ら設定したコンテストのルールに合うものだけを話します。

他者が悪い気分にならず、自分自身も周囲から多弁だと思われない。話しすぎることで躁状態が加速することも抑えられます。

思いついたことを話したい欲求が高い時は話すテーマを箇条書きにして、一つ選んでから話すのもよいでしょう。

せわしなく頭で考えている状態に書き出す行為を挟むことで、冷静になれます。**躁状態をセーブしようと、何も話さないとストレスが溜まって逆効果ですので、一つまでなら話題として出せるという条件にしておくとよいでしょう。**

躁・散財

衝動買いしないよう提案書を作成して判断する

大きな買い物やギャンブルなどで**「散財」**することも躁状態での代表的な症状の一つです。

私自身は仕事上で散財した経験はありませんが、管理職になると経費として使える金額が大きくなるため、このコントロールができていないと組織として最悪な事態になりかねません。

例えば私は仕事として、YouTubeチャンネルを運営しています。ある時、YouTube用のカメラを見つけ、検索してみると、手を出せなくもない価格でした。

「今のカメラは購入して2年も経っているから買い替え時かも……」と、**購入する理由を瞬時に作り出してしまいます**。こういう時は特に危険な状態です。

本来は不要なものなのに、会社のお金を利用して個人では買えない金額のものを衝動的に購入してしまうケースをよく耳にします。双極症のある経営者のケースでは、気が大きくなって大金を借りたという話も聞きます。

ただ、会社という枠組みの中でお金を扱う際には、社内チェックのフローがあることが大半です。私の会社でも経費で精算する際は申請する決まりがあり、金額が一定以上であれば上長の承認が必要です。よって、自己判断だけでは買えません。

私は申請をする前に、**上長に対してなぜそれが必要なのかと理由を書いた簡単な提案書を準備しています**。当初は上司から指示されて嫌々作成していましたが、躁状態の対処法として活用すると有効だと気づいてからは自ら進んで作るようにしています。

これを作ることにより、他の製品と比較したり、仕事の何に対して必要なのか整理することができます。また、書き出すことで自分が欲しいものを客観的に判断することができます。

実際、YouTubeの編集に必要なパソコンといった高額な備品の購入についても、提案書を作ることで落ち着いて判断できました。

また、経費を使って買おうとしているものについては、購入前に同僚に一度相談してみるのもおすすめです。書籍一冊でも、人に相談するという決まりを設けているだけで「相談してまで買うほどでもないかも」と冷静になれるかもしれません。

●参考・引用文献

平木典子「改訂版　アサーション・トレーニング――さわやかな〈自己表現のために〉」金子書房、２００９年

COLUMN

「I am 双極症」ではなく「I have 双極症」

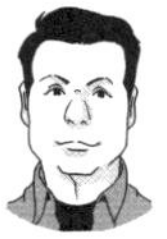

双極症II型当事者
おさむんさん

2年前から日記をつけていますが、1年の中で感情の波にパターンがあります。

1年を振り返り、来年の目標を立てる年末から徐々に軽躁期に入っていきます。

あれもしたい、これもしたい。やりたいことは42個になりました。軽躁期ではこの42個を全部「制覇しなければいけない」と考えるようになります。春先までは頑張るのですが、心身ともに疲労が蓄積し6月あたりから長い抑うつ期に入ったのです。

私が行った対処法は次の3つです。

まずは睡眠の確保です。0時までに就寝することを徹底しました。継続すると起床時に「起きたくない」というマイナス思考が軽減します。

次に気分転換の種類を増やすことです。散歩する、料理をする、漫画を読む等その日の気分で変えます。特に料理は家族にも喜ばれるので幸福度も上がります。

最後に「I am 双極症」ではなく「I have 双極症」と考えることです。「I am ~」だと私のすべてが病気になってしまいます。しかし「I have ~」であれば私は双極症という特性を「持っている」に過ぎません。

どんな人にも悩みはあります。苦しい時は「話を聞いてくれる?」と言える居場所が必要です。聞いてもらうだけで落ち着いたり、頭の中が整理されたりします。心の健康より優先しなければいけないものなんてこの世にはないのです。

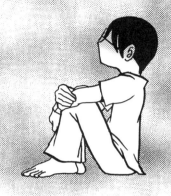

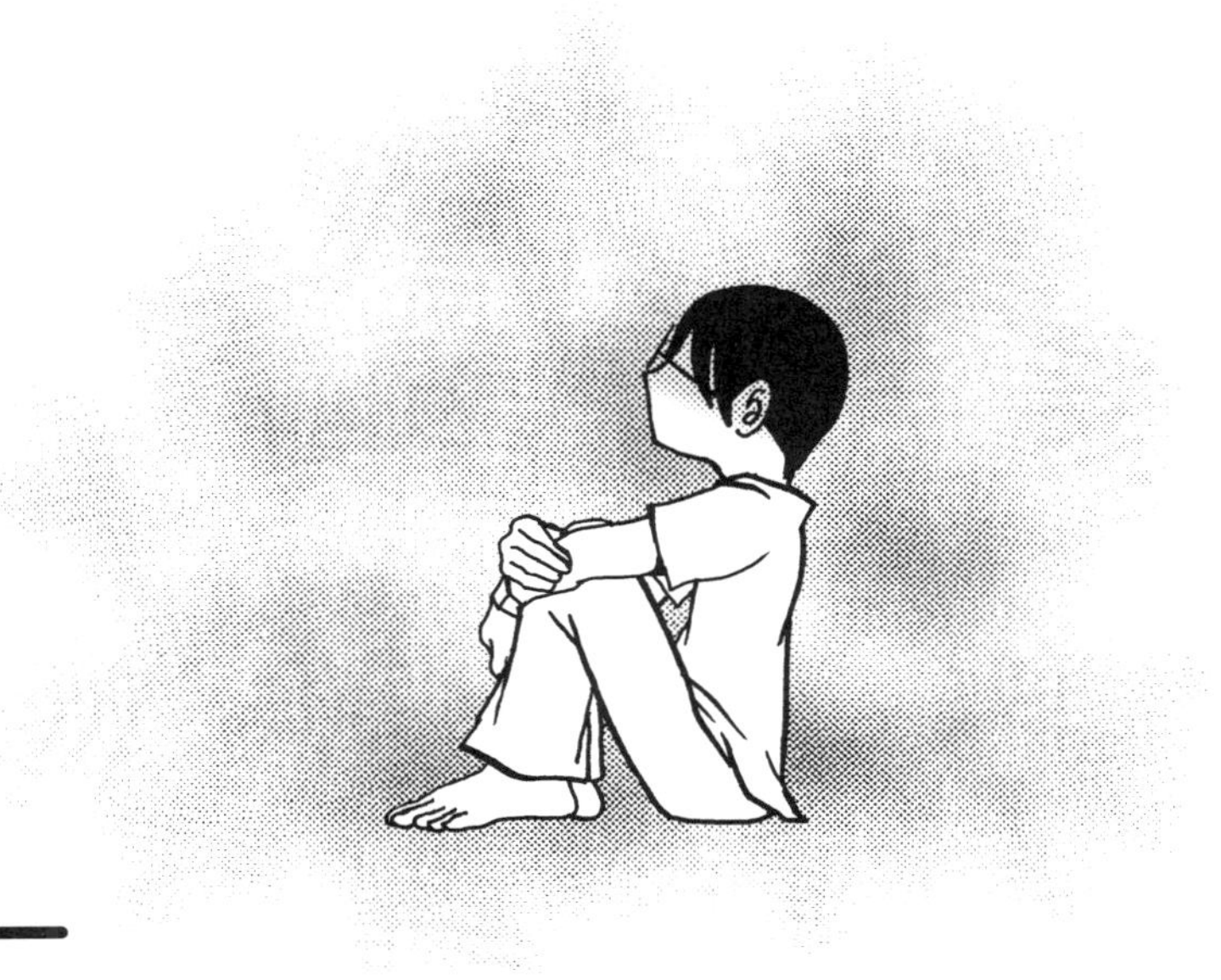

第3章

うつ状態とうまく付き合う

この章では、私、松浦が社会に出てから約20年間に経験した職場でのうつ状態への影響と、それに対する私なりの対処法をご紹介します。

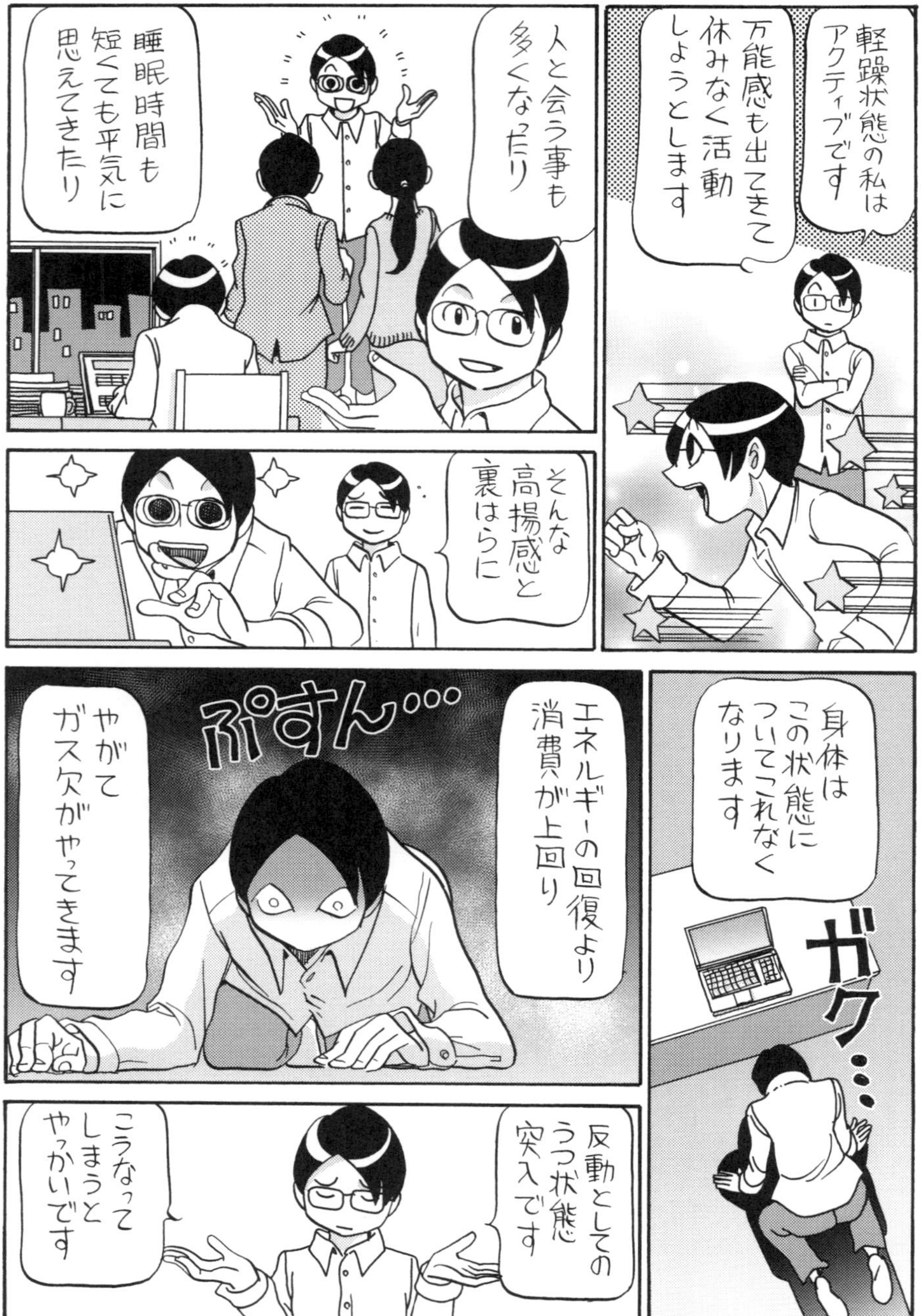
軽躁状態の私はアクティブです
万能感も出てきて休みなく活動しようとします
人と会う事も多くなったり
睡眠時間も短くても平気に思えてきたり
そんな高揚感と裏はらに
身体はこの状態についてこれなくなります
ガク…
ぷすん…
エネルギーの回復より消費が上回り
やがてガス欠がやってきます
反動としてのうつ状態突入です
こうなってしまうとやっかいです

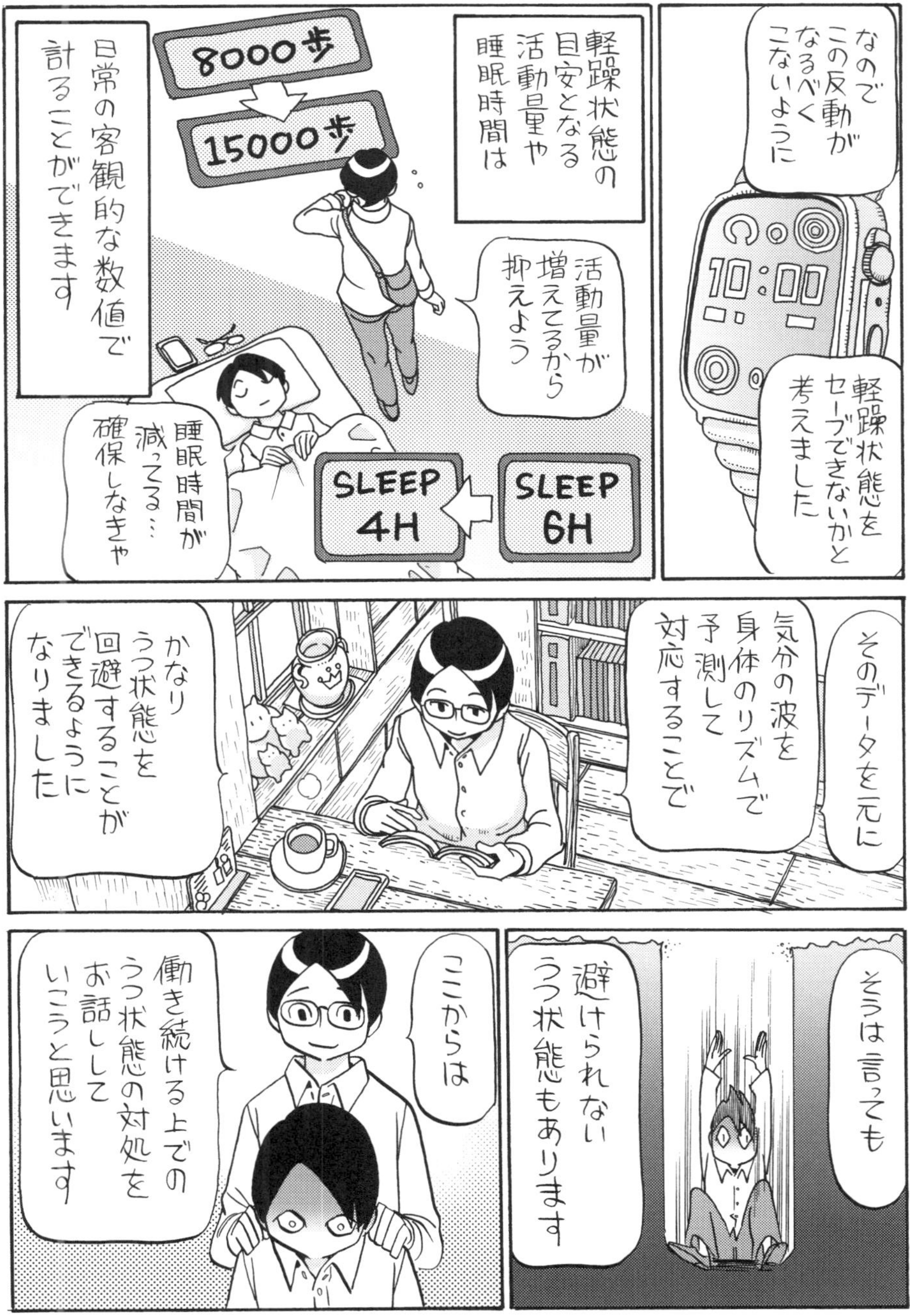
なので この反動が なるべく こないように
軽躁状態を セーブできないかと 考えました
軽躁状態の 目安となる 活動量や 睡眠時間は
8000歩
15000歩
活動量が 増えてるから 抑えよう
SLEEP 6H
SLEEP 4H
睡眠時間が 減ってる… 確保しなきゃ
日常の客観的な数値で 計ることができます
そのデータを元に
気分の波を 身体のリズムで 予測して 対応することで
かなり うつ状態を 回避することが できるように なりました
そうは言っても
避けられない うつ状態もあります
ここからは
働き続ける上での うつ状態の対処を お話しして いこうと思います

双極症のうつ状態は、一般的なうつ病と似た症状が現れますが、特に「躁状態の後にうつ状態が現れる」点が特徴的です。双極症の心理教育プログラム「バルセロナ・プログラム」では、「軽躁はしばしばその前か後にうつが見られる」とされています。躁状態になると、**活動的になりすぎてエネルギーを大量に消費し、睡眠不足が続くため、エネルギーの回復が追いつかず、ガス欠状態になります**。これがうつ状態を引き起こす要因となります。

私は、躁状態の時に普段の倍以上歩き回ることに加え、睡眠も大幅に減少します。エネルギーの回復が追いつかないため、結果的にうつ状態に陥ることが多いです。躁状態の人はエネルギーが無限にあるかのように感じ、その反動でうつ状態に陥るのです。

躁状態の人を見て周囲が「体力があってうらやましい」「多動だ」と誤解することがよくありますが、実態は全く違います。**体力があるのではなく、むしろ体力の使い方、エネルギーの放出の仕方が下手なのです**。

そのため、躁状態を抑え、睡眠時間を確保することが、うつ状態への対処として重要です。また、うつ状態が現れ始めた際には、活動性を高め、日常生活のリズムを整えることが推奨されます。バルセロナ・プログラムでは、**うつ状態の初期には積極的な行動や適度な運動が推奨**されており、これにより気分のさらなる低下を防ぐことができます。双極症の理解を深めるためには、感情の波だけでなく、身体的な状態にも目を向けることが大切です。

うつ・おっくう感

朝の予定をルーティン化する

「頭では分かっているのに、どうしても体が動かない」

「いつも好きでやっていたことなのに、急に興味がなくなった」

これらは、**うつ症状の一つ「おっくう感」から生じる状態**です。

うつ症状が出た時、常に頭の中に巡っていたのは「会社に行きたくない」「人と会いたくない」でした。そして実際に仕事を休んでしまい、それが長期化し、そのまま退職に至ってました。


うつでも躁状態でもない時の大半、目覚めてすぐに考えることは、仕事についてよりも「朝ご飯どうしようか」といった日常についてではないでしょうか。ただ、うつ気味になってくると、「今日は会社かぁ。休みたいなぁ」と考え出し、それが頭の中でぐるぐる反すうし始めます。何とか仕事に向かおうとベッドから起き上がっても、「どうせ集中できないし、迷惑をかけてしまうだけだ」と自己否定の思考に頭が占領されて欠勤してしまうことが多々ありました。

そんな中でも「休みたい」より「会社行かなきゃ」と義務感が勝つ時があり、職場にたどり着ける日もあります。

そうすると**不思議と頭を占めていた「休みたい」の割合が減り、手を付けてしまえば仕事も意外とできて、帰宅時には調子が戻っていることも多くありました**。

双極症でない人も、この「おっくう感」はあると思います。しかし双極症のおっくう感は、躁状態や通常モードでは仕事ができている感覚を持つ反動もあるのか、うつによる欠勤から悪い方向に考えて休みが続き、誰にも相談せず最終的に退職するという、極端な行動につながることが特徴的です。

このおっくう感は思考を歪ませ、ネガティブな連鎖を引き起こします。ちょっとしたきっかけ——例えば「明日はクレーム対応がある」といった気が重くなる業務があることで、うつ状態に傾き、「会社に行きたくない」という思考につながります。またそれが「一日中寝ていたい」という欲求につながり、「こんなことで休む自分はダメだ」「価値がない」と極端な自己否定へと発展していきます。その否定感がまた翌日の欠勤につながってしまいます。

実際におっくう感があると、そのまま二度寝を繰り返してしまいがちです。しかしここで「休む＝寝ればいい」というのは大きな間違いです。休養は確かに大事ですが、**一日中寝続けることは、かえって心身の回復を妨げ、症状を悪化させる可能性があります**。

ではどうするのか。私は**朝起きてから家の外に出るまでのルーティンを決め、朝の予定を詰めるようにしています**。「仕事に行きたくない」という思考を頭の中に入り込ませないための対策です。

頭が「休みたい」で占領される時も考えには従わず、行動を優先する。思考よりも行動を優先させるために大切なのは、やることをその都度頭の中で考えてから取り組むよりも、朝の行動を事前に決めましょう。

私の場合だと「目覚めたらスマートウォッチの記録をスマホと同期する」「寝起きの気分を数値化して記録する」「カーテンをあける」「冷たいお茶を飲む」「顔を洗う」「パンを焼く」といった流れです。このように書き出すとやることは多くあります。

なおここの「行動」の定義ですが、他者から見えるものを基準に設定するといいでしょう。「今日の仕事の予定を考える」は、外からは何をしているか分からないため行動にはなりません。**「外から見えるもの＝行動」として設定します**。

「休みたい」が頭を占める時は考える余地を少なくするため、できるだけ行動の余白を作らず、朝のルーティンが終わったらすぐ会社に向かっています。

一旦外に出て空気を吸うと、身体的な感覚に変化があり、気分に少し作用します。駅に向かう中で歩くという行動がまた、気分に作用する。それらの連続で職場に向かうことを目標にします。

もちろんこれらの行動は、うつ状態が重い時にはおすすめできません。あくまでうつ状態を早めに感知できるようになり、うつ気味に傾いてきたと察知できた時に取り組む方法です。

また、ルーティンをやろうと思ったけどなかなかこなせなかったり、体が動かない場合は、全休にせず午前半休にしてみるなど半休をうまく活用するという方法もあります。

ちなみに、**これらの方法は行動活性化という、認知行動療法の方法の一つを参考にしています。**

認知行動療法とは、出来事をどのように受け止めたかという「認知」と、どのように振る舞ったかという「行動」の両面に働きかけて、日常生活のさまざまな問題解決や気分の改善を図る心理療法です。

人間の行動の8割は無意識に行われているそうですが、どのような行動で気持ちが軽くなったり、楽しくなったりするのかを整理し振り返ることで気づけます。そして、そういった行動を意図的に増やすことで、気持ちを改善していくことを狙ったものが行動活性化です。

一度、朝起きてから家を出るまでの行動を書き出してみましょう。日々の行動、特に眠気がある朝は無意識にやっていることが多いと思います。ルーティンにしたい流れを考えるためにも現状を把握するため、記憶に新しい今朝の自分自身を思い出しましょう。

会社へ行くことへの感情を、ルーティン行動によって打ち消すことで、うつ初期の対処として機能しやすくなります。

うつ・おっくう感

人と会う刺激を調整する

「なんで今日に予定入れちゃったんだろう……」

うつのときに**おっくう感があると、人と関わることが苦痛になります。**特に関係性がまだできていない相手の場合は心理的な負担も大きいです。

「行きたくない」と思うたびに、気分はさらに沈んでいきます。仕事にも集中できず、ただただ時間が過ぎていきます。

約束の日が近づくにつれ、不安や憂うつな気持ちになります。実際に対面で会っても、うつ気味だと相手の顔は見られないし、会うために移動するという物理的な負担は体力的に大変だと思います。

会いたい気持ちと、会うことがしんどい気持ちがぐるぐると悩むストレス、実際に会った時の人から受ける刺激、移動による体力減少と、人に関わることで受けるダメージはうつ期だと特に大きくなります。私は症状が重い時には、ドタキャンしたり連絡しなかったりしたことも多々ありました。

そんな時私は2章でも紹介しましたが「コミュコスト」に関するうつ状態への対処方法を実

践していました。2章ではコミュニケーションのズレに対してコミュコストを上げていく方法をお伝えしましたが、今回は人からの刺激という視点から、**意図的に刺激を下げていく方法**です。

話は少しそれますが、双極症に有効だと言われる心理療法の一つに1章でも紹介した「対人関係・社会リズム療法」があります。これは2つの治療法を組み合わせたもので、対人関係のストレスが双極症の症状悪化や再発の引き金になるという考えに基づいて、人間関係の問題を解決し気分の安定を図る「対人関係療法」と、規則正しい生活習慣を送り、体内時計のリズムを整えて気分の安定を図る「社会リズム療法」を合わせたものです。

この中の社会リズム療法は「ＳＲＭ（ソーシャル・リズム・メトリック）」という表を用いて社会リズムを規則正しくすることを目指していきます。

ＳＲＭの中には**「人からの刺激」という項目があり、刺激を数値化し、刺激量を調整する方法が提案されています**。

具体的には、人との関わりと数値は以下で表記します。

- 自分一人の場合は0
- 他の人がただそこにいた場合は1
- 他の人が積極的に関わっていた場合は2

・他の人がとても刺激的だった場合は３

双極症のある人は人からの刺激が多すぎると躁状態に、少なすぎるとうつ状態になりやすいといわれています。そのため、刺激量を意識的にコントロールして適度にすることが重要です。今回の「関係性がまだできていない、社外の人と対面で会う」でいえば、私の場合、人の関わりを「３」とカウントするほどの刺激だと考えます。それでは刺激が強すぎます。そうすると、対面で会うのを避け、Ｚｏｏｍミーティングなどビデオ会議に変更してもらうよう提案するとよいでしょう（55ページ参照）。

とはいえ、営業職の方で不特定多数の人と会う必要がある場合はどうしたらいいか。できる限りの環境調整での工夫を考えると、アポイントとアポイントの間に意識的に一人になって休憩する時間を挟んだり、調子が戻るまでは土日に人との接触を最低限にするなど、人からの刺激を調整してもよいでしょう。

あなたの昨日の刺激の数はいくつでしょうか。試しに昨日を振り返って人の刺激を数値化しましょう。

数値が高ければ、一人で過ごす時間や０の時間を明日以降で計画してみると、刺激の負荷分散になると思います。

うつ・罪悪感

罪悪感の沼から抜け出す方法

「迷惑をかけて申し訳ない」

うつ的な思考としては、罪悪感が発生しやすく、その沼にハマってしまうことがあります。例えば、営業職の人が顧客へ提案している場面で、見積もりの金額に誤りがあったことに気づいたとします。平常な状態であれば「次は気をつけよう」と反省したり、その場で金額にミスがあることを相手に伝えますが、うつ状態にあると「自分は営業失格だ」と極端に自分を責めてしまうことがあります。

この思考がエスカレートすると、「上司に申し訳ない」「会社に迷惑をかけている」と罪悪感が膨らみ、欠勤をしたり休職に至る可能性があります。見積もり金額が間違えていたことで(先方も気に留めていないのに)最終的には退職してしまうこともあるのです。

私自身も過去に、こうしたちょっとしたミスや挽回できるはずの不手際なのに事態を重く受け止めすぎて欠勤から休職になり、最終的には退職の道を選んでしまった経験があります。これは、おっくう感のケースと似たような悪循環のパターンです。

しかし、うつによる罪悪感に対する私の捉え方は、上司からのある言葉によって大きく変わりました。

「この前、休んだのは理由がうつだったのかもしれないけど、3日間だった。松浦さん自身は3日間もと思うかもしれないけど、**風邪で3日休むことは普通にあるし、有給休暇の範囲内であれば誰でも休むことは責められるものではないよ**」

この言葉によって、私は**「なぜ休んでしまったか」といった原因を追求するのではなく、「何日休んだか」という事実に目を向けるようになりました。**つまり、同じ有給休暇を取得するにしても、旅行に出かけて休んでも、風邪で休んでも、うつっぽくなり体のだるさを感じて休んでも、3日間休んだ事実は同じです。**本来、有給休暇の取得理由にいいも悪いもありません。**

このように考えることで、「うつによる欠勤」を重く捉えることが減り、罪悪感も軽減されました。

もしよければ、直近1年、うつによって休んだ日数を数値化してみてください。自分がうつ状態にいるかどうかは、4章で作成する「コンディションシート」を参考に評価しましょう。日数を数値化することで、漠然とした「たくさん休んでしまった」という感覚ではなく、「前回は5日休んだけど今回は4日で復帰できた」と数値化することでプラスの変化に気づくことができるかもしれません。たとえ「今回は10日も休んでしまった」となっても、数値化することで前回との比較が可能になり、次に1日でも短縮できれば回復を実感できるはずです。

最後に欠勤を繰り返して退職した経験から、もう一つ学んだことをお伝えします。退職後、当時の同僚に会う機会があったのですが、「急に会社に来なくなって心配していた。一言相談してくれればよかったのに」と言われました。

私がうつ状態にある時は、相手が私をネガティブに見ていると思い込みがちです。しかし実際にはそうではない場合もあります。症状を落ち着かせ、適切に対処していれば、働き続けることも可能だったかもしれません。

これらの経験を通して、私はうつ病による罪悪感の捉え方を変えることができました。皆さんもぜひ、ご自身の経験を振り返り、罪悪感から解放される一歩を踏み出してみてください。

うつ・不安

「書き出す」と「話す」で不安を軽減する

「カチャカチャ。カチャカチャ……」

隣の席から聞こえるキーボードの音。普段なら気にも留めない音が、今日はやけに耳障りに聞こえてしまう。このようにいつもの同僚のちょっとした様子が気になり、不安感が強くなっていくことがありました。

うつ状態の時、特に同僚のタイピング音がやたらと気になったのを覚えています。なぜタイピング音が気になったかというと、軽やかにタイプする音から同僚がスムーズに仕事を進められていると考え、それと比較して全然進んでいない自分に焦りを感じ、職場に居場所がなくなってしまうのではないかと不安になっていたのです。

うつになると、周囲の些細な出来事や変化に過敏になります。同僚や上司のちょっとした行動や言動をネガティブに解釈して不安感が増幅していました。

このように、普段なら気にも留めない同僚のタイピング音に特別な意味付けをして自分と比較して劣等感を抱いたり、将来への不安を感じたりするケースは、うつの症状としてはよくある場面です。

特にうつによって作業効率や集中力の低下が重なると、周囲との差をより強く意識し、不安感が増幅しやすくなります。このような不安は、さらに仕事への意欲低下につながり、悪循環に陥ってしまう可能性があります。

こういった不安に対しての対処としては「書き出すこと」と「話を聞いてもらうこと」です。「書き出すこと」というのは、49ページでご紹介したアサーションのフォーマットを活用します。

図3-1　アサーションシート（抜粋）

①状況設定	
②こんな状況で、自分はどんな気持ちになる？ ○自分 ex：困惑（強さ 80%）	③頭に浮かんだ言葉・伝えたい本音は？ ○自分 ex：「え、なんで今のタイミングなの?!」

①状況設定

今回の不安の状況を客観的に具体的に書き出します。私の例で言えば「仕事中に同僚がパソコンで業務をしている。タイピングの音がフロアに響いている」となります。

②こんな状況で、自分はどんな気持ちになる？

その時自分がどう感じたのかを言葉にします。

例：不安　80％　焦り　80％

③頭に浮かんだ言葉・伝えたい本音は？

ここで、気持ちとともに頭に浮かぶ文章を言語化します。

例：「同僚に比べて、自分は全然仕事が進んでいない……。職場に居場所がなくなるのではないか」

自分が置かれている状況を書き出すことで、「本当にそうなのか？」と冷静になったり、気分が落ち着いたりする場合もあります。

「誰かに話を聞いてもらうこと」は友人でも家族でもとりあえず誰かに思っていることを話してみます。「こんなことを言ったら嫌われるのでは」と思うかもしれませんが、事前に「解決策は求めてないのでとりあえず話を聞いてほしい」と伝えておくといいでしょう。

「話し相手がいない」「頼れる人がいない」人もいるかもしれません。その場合は、AIの活用を検討してみましょう。例えば、この書籍執筆時点で発表されている「ChatGPT-4o」は、まるで人間のように自然な会話ができる次世代のAIとして話題になっています。相手の時間や都合を気にせず、自分の好きなタイミングで相談できるため、活用してみる価値はあるでしょう。

ChatGPT とやりとりをしてみると、以下になります。

投稿したメッセージ

あなたは ＃役割です。＃状況　＃気持ち　＃頭に浮かんだ言葉　をもとに客観的な意見をください。

＃役割
親身に相談にのってくれる友人

＃状況
仕事中に同僚がパソコンで業務をしている。タイピングの音がフロアに響いている

＃気持ち

不安　80％　焦り　80％

＃頭に浮かんだ言葉

同僚に比べて、自分は全然手が進んでいない・・・。この状態が続けば、職場に居場所がなくなるんじゃないか

ChatGPTの返答より抜粋

①親身な友人としてのアドバイス

自分のペースを大切にする。他人と自分を比べるのは自然なことだけど、それがプレッシャーになりすぎると辛いよね。みんなそれぞれ得意なことや得意なペースがあるから、自分のペースで進めることを大切にしよう。

②小さな成果に目を向ける

一日の終わりに、今日できたことを振り返ってみて。大きなことじゃなくても、小さな達成感を感じられるようになると、不安や焦りも少し和らぐかもしれないよ。

③リラックスする時間を作る

不安や焦りが強いときは、深呼吸や軽いストレッチをしてみて。ちょっとしたリラックス時間を挟むだけで、気分がリフレッシュできることがあるよ。

④オープンに話す
もし可能なら、上司や信頼できる同僚に自分の気持ちを話してみるのも一つの方法だよ。サポートやアドバイスをもらえることもあるし、自分だけで抱え込まないことが大事だよ。
⑤自分を認める
他人と比べて落ち込むことは誰にでもあるけれど、今まで頑張ってきた自分をちゃんと認めてあげてね。君は頑張っているし、その努力は必ず報われるから。どんなときでも、君の味方だから。少しずつでも前向きになれるように、一緒に考えていこうね。

「親身に相談にのってくれる友人」と設定したので表現はフランクですが、的確で客観的な回答ではないでしょうか。

1つ注意してほしいのは、AIはあくまで人に頼る代替手段として活用するべきだという点です。ＡＩとのやりとりに慣れすぎると、人に相談する際の距離感や配慮が分からなくなるリスクがあります。

あくまでＡＩは補助的な存在として、「話し相手を作る」「相談相手を見つける」手前のステップや補完として活用しつつ、最終的には信頼できる人間関係を築くことを目指しましょう。

うつ・認知機能低下

業務を切り分けて無理なく働く

双極症は集中力や記憶力、判断力といった「考える力」に影響を与えることがあります。この**「考える力」は認知機能と呼ばれ、仕事や日常生活を送るうえでとても大切**です。

うつ状態における認知機能の問題で代表的なものが、集中ができなくなることです。集中できなくなることにより、高度な思考を要する業務だけでなく、普段何気なくこなしているルーティンワークにも影響を及ぼします。会議での情報収集や報告書作成など、一見単純な作業も、集中力が低下している時には困難になってしまうのです。

双極症を抱える人で、うつ初期段階で「うつの症状が出てきたから働けない」と休みを選択する方は多くいます。実際、私も以前は「うつ症状があるから休もう」と反射的に休みを選択していました。

しかし、前述した通り、**双極症の症状として現れたうつでは、休むことは必ずしも解決策にはなりません**。むしろ悪化させる可能性さえあります。そのため、今の状態の自分でもできることは何かと考え、実際に行動することが重要です。

具体的には、例えば上司から「資料を作成して」と指示された場合でも、「Ｗｏｒｄを開く」

「情報を整理する」「メールを作成する」といった細かいタスクが存在します。まずは**どのようなタスクや行動があるか分割し、その中で実行可能なものから取り組みます**。

この業務の切り分けは、うつ症状が出る前に整理しておくことが理想的です。1から10まで難易度を設定し、自分のうつ状態に合わせて段階的にタスクをこなすことで、達成感を味わいながら、仕事への意欲を取り戻すことができます。

例えば私が支援員が主の仕事だった時は、1は「事業所内を一人で掃除する」、5は「グループワークの進行役」、10は「利用者さんと1対1の面談をする」と設定していました。

普段であれば初対面の利用者さんと面談できるけど、うつになると相手の話が頭に入らず「申し訳ない」「利用者さんにどう思われるだろう」と雑念が入ってしまいました。また、相談内容は都度異なり、臨機応変さも求められるので、より難易度は高く感じられました。

一方で、利用者さんが集団で取り組む「グループワークの進行役」はうつ状態でも取り組むことができました。型が決まっていて、やることが予測できたため適応できたのだと思います。

あなたが営業職であれば、例えば1は「既存顧客へのメール作成」、5は「既存顧客への訪問」、10は「新規顧客との契約交渉」と設定できるでしょう。

私は障害者雇用枠の採用ではないので、一般雇用の同僚と同等の業務時間と業務量をこなす必要がありました。そうすると、必要とされる業務の中でうつ状態の私は何ができるかと考えて「進行役は多めに担当する代わりに、1か月は面談対応を他の人にフォローしてもらいたい」と上司に提案していました。

ちなみに**1か月というのは、私が過去、うつ期が抜けるパターンから算出した期間**です。

同僚にフォローしてもらった時は当たり前ですが、感謝を口にしましょう。うつ的な思考で「迷惑をかけて申し訳ない」と考えがちですが、お礼をちゃんと伝えることで、今後もお願いしやすい関係が作られます。

一人で抱え込まず、周囲に助けを求めることも忘れないでください。同僚や上司に相談し、業務の分担やサポートを受けることで、負担を軽減することができます。

うつになった時は「休むか働くか」という「白か黒か（0か100）思考」になりがちです。必ずしも1日中休む必要はなく、半日休暇を取得したり、休憩時間を増やすといった調整も可能です。**大切なのは、自分の状態に合わせながら「休む」と「働く」の間のグラデーションを意識して柔軟に対応することです**。

頭を使わずにできる作業は、うつ期には適しています。事前に作業の難易度を洗い出しておきましょう。

うつ・認知機能低下

自分の記憶力に頼らない

「あれ、さっき何を言ったんだっけ？」

「鍵はどこに置いたんだろう」

うつ状態になると、霧の中にいるように、思考がぼんやりとしてしまうことがあります。集中力が散漫になるだけでなく、記憶力も低下し、もの忘れがひどくなるのです。

私の場合、「先日、見学に来たA社の○○さんのことだけど、松浦さんは覚えてるよね？（覚えてない）」「このタスクは前回の会議で松浦さんの担当になってましたよ！（完全に忘れている）」「来週のプレゼンの発表資料、最新のものどこに保存しました？（どこだったか分からない）」といったことが昔から頻繁にありました。

こうした認知機能の低下に対しては、記憶力を高めるためのトレーニングをしたこともありました。しかし今は、記憶しようと努力することを放棄しています。そこまで言うと大げさですが、**自らの記憶には頼らないと決めています**。

例えば上司や同僚とのちょっとした口頭でのやりとりも、ＰＣでテキスト化してチャットで相手に共有するか、自分のＰＣ上のメモに保存します。

社外の人と会う場合、議事録不要のライトな打合せでも話した内容と要点をまとめ、部内や上長にテキストで共有することを習慣化しています。報告することでメンバーにも内容が共有されて双方安心ですし、検索機能を使えば後日話した内容を遡《さかのぼ》ることもできます。

また保存場所ですが、過去、iPhoneのメモ機能を使っていた時もあれば、Evernote（エバーノート）というツールを使っていたりもしました。使いやすければどの機能でも問題ありませんが、今はNotion（ノーション）と、社内ではGoogle Workspaceを使っています。

出来事は忘れてもいいので、その時の情報を何かしらに入れておいてたどり着けるようにしておくことがポイントです。

Notionというのは、メモやタスクの管理、データベースなどさまざまな機能を一元的に使うことができるクラウド型の万能アプリです。

議事録ほどではないけどちょっとした会話や気になったＷｅｂページや、論文や文献のＰＤＦ、また、YouTubeの企画案や、気になったお店の外観の写真データなどなんでも保存しています。

また、ＰＣ、スマホどちらからもアクセスできるので、移動中で思いついたことを入力し、職場で確認できます。

とはいえ、新しいツールに手を出すことに抵抗を覚える方もいるかもしれません。

あなたに合った方法であればツールは何でもＯＫです。手帳でも付せんでもやりやすい形で

いいと思います。

また、周囲に頼るという方法もあります。職場で双極症をオープンにしていれば、症状に認知機能の低下があることを周囲に共有してもよいでしょう。

うつ症状による一過性の記憶力低下であれば、周りからも状態の変化がわかりやすく、多忙な時は誰でも起こり得ます。周囲に開示してサポートしてもらうというのも一手でしょう。

混合・落ち込んでるのに活動できる
すぐに医療機関を受診しよう

双極症は「うつ病との違いは、躁状態があるかどうか」という点に着目されるのが一般的ですが、**うつ病にない症状として「混合状態」というものもあります**。これは、**躁状態とうつ状態の症状が同時に現れるもので、自分で対処するのが難しく、とても危険な状態を指します**。

躁状態であれば積極的に行動でき、思考もポジティブになります。またうつ状態であればネガティブで不安、気分的に落ち込みやすくなりますが、活動性は下がります。

しかし混合状態の例だと、心理的にはネガティブで不安がありながら、積極的に行動できるエネルギーを有している状態です。うつ状態の場合、「この世界から消えたい」と考えても行動に移すエネルギーはありませんが、混合状態では「消えたい」と考えつつ、活動性も高い場合があります。つまり思考はネガティブなままで、自らを追い込む行動ができてしまうことになります。これの最たる例が**自殺**です。

この状態になると仕事への支障以前に、日常生活も成り立たなくなるため、**早めの受診、主治医の判断が重要になります**。

ただし、早期に受診するためには、混合状態に自ら気づかなければなりません。

自身の状態を「感情」「思考」「行動」の3つで整理した時に躁状態とうつ状態が混ざっていないかを書き出してみるとよいでしょう。先の「活動的に行動はできるものの、思考はネガティブで不安、落ち込みがある」であれば、「感情↓（うつ的）」「思考↓（うつ的）」「行動↑（躁的）」となります。

また、緊急時の取り決めをしておくことも重要です。

双極症は「躁状態」「うつ状態」だけでなく「混合状態」という症状があることを知っておくだけでも十分対処につながりますが、さらに双極症を開示している信頼できる相手がいれば、「混合状態」について説明しておくことも大事です。相手に異変に気づいてもらえるかもしれません。

また、**主治医と緊急時の対応を事前に取り決めしておくとよい**でしょう。私は月1回通院していますが、症状の急変などがあれば電話することと主治医と取り決めをしています。実際、過去に数回、電話をしたことがあり、電話で今できる対応を聞いたり、受診を早めたりと判断を仰げました。

主治医と緊急時の取り決めをしてない場合は、次回の通院時にでも相談しましょう。

●参考・引用文献

・コロン F・ヴィエタ E＝著、秋山剛・尾崎紀夫＝監訳「双極性障害の心理教育マニュアル：患者に何を、どう伝えるか」医学書院、２０１２年
・水島広子『対人関係療法でなおす 双極性障害』創元社、２０１０年
・住吉太幹、長谷川由美、末吉一貴＝著、国際双極性障害学会＝編「双極性障害における認知機能：当事者のための小冊子」２０２０年
chromeextension://efaidnbmnnnibpcajpcglclefindmkaj/https://www.isbd.org/Files/Admin/Cognition%20files/ISBD_Cognition_Booklet_Japanese.pdf

COLUMN

「穏やかな日々を送れているか」と自分に聞いてみる

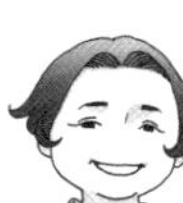

双極症II型当事者
みきてぃさん

私の双極症の特徴は、長いうつでした。

うつが日常生活に与える影響は甚大です。私の場合は、体がだるくて動けなくなります。頭痛や耳鳴りが起きて、過呼吸になることもあります。思考力や記憶力も下がり、考えがまとまらなくなります。それまで順調にできていた勉強や仕事が、翌日には全く分からなくなることはざらでした。

実は小学生の頃からうつ状態を繰り返していました。その間はずっと自分の無能さを責めていました。だから15年前に双極症と分かった時は、変な話かもしれませんが、心の底から安心したものです。

気持ちの波も小さくなり、やっと社会復帰も果たしたのですが、何度かうつに戻ってしまうこともありました。おもに過労によるストレスが原因でした。

今では、本や動画を参考にして調子を保つ工夫をしています。やはり一番効果があるのは睡眠時間の確保、そして適度な運動です。そのほかにも、太陽光を浴びることや、適度に人と触れ合うこと、逆に一人の空間で休むのも私に合うようです。

私は自分を数値化することが実は苦手です。なので「穏やかな日々を送れているか」と、時折振り返るようにしています。

私の担当医は対話重視なので、「今の私」についてよく話し合います。医師に指摘されて気づくこともしばしばです。私は冷静に生きたいので、今後もそのための努力を続けていきます。

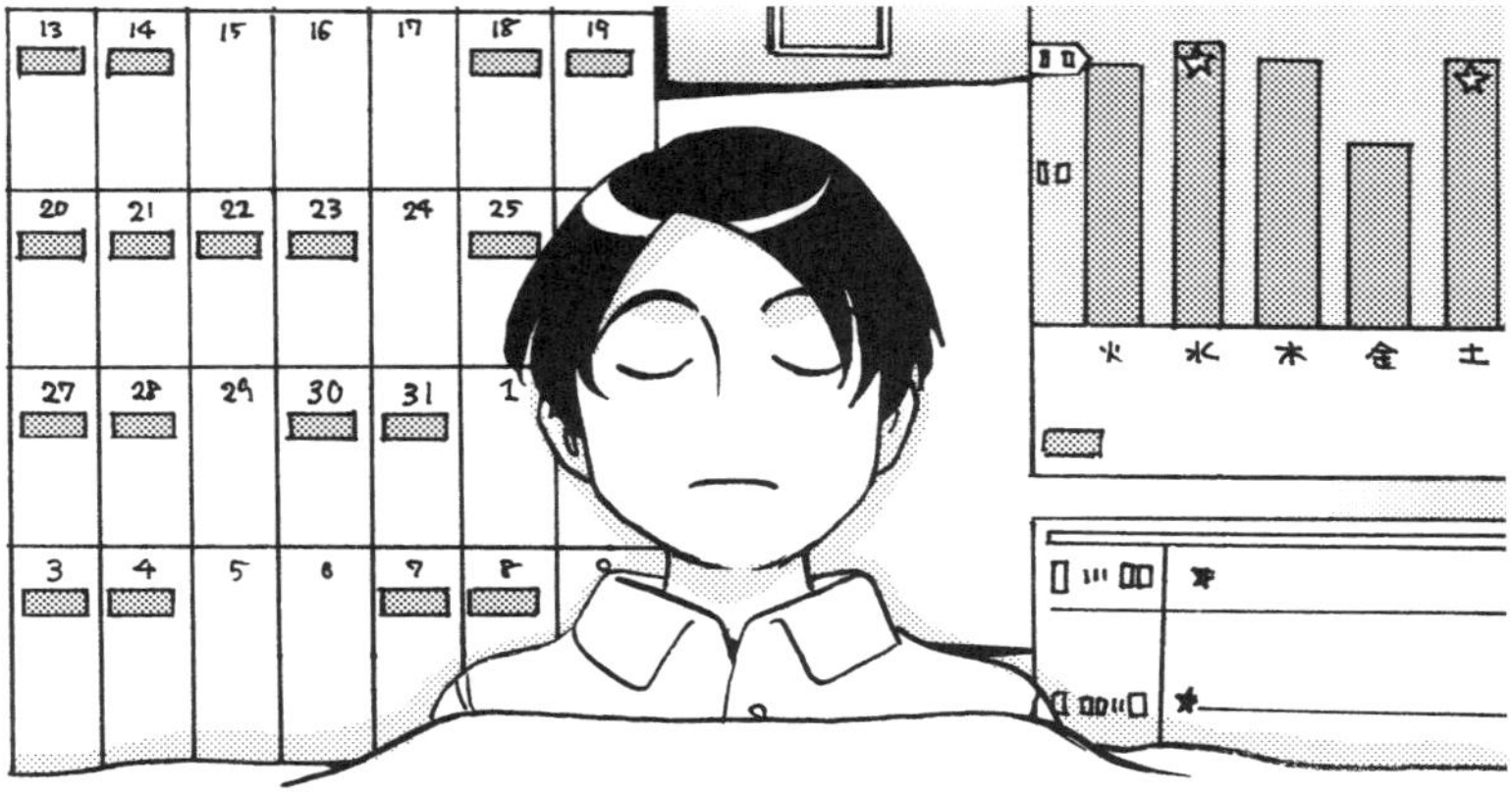

第 4 章

「双極トリセツ」をつくる

この章では、今後双極症と付き合っていくための具体的な提案として「双極トリセツ」をテーマに、ワークを交えながらご紹介します。

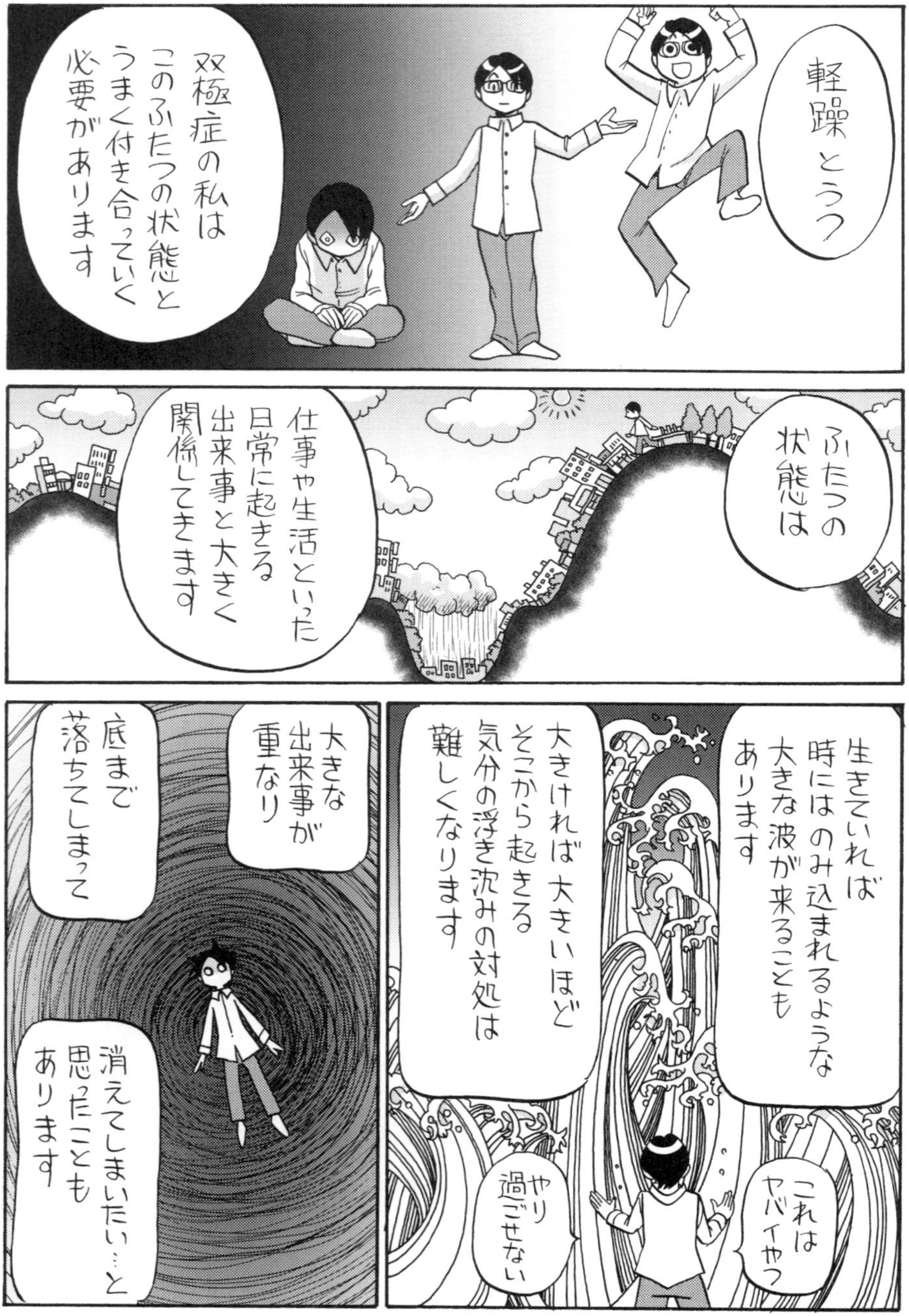
軽躁とうつ
双極症の私は
このふたつの状態と
うまく付き合っていく
必要があります
ふたつの状態は
仕事や生活といった
日常に起きる
出来事と大きく
関係してきます
生きていれば
時にはのみ込まれるような
大きな波が来ることも
あります
大きければ大きいほど
そこから起きる
気分の浮き沈みの対処は
難しくなります
これはヤバイやつ
やり過ごせない
大きな
出来事が
重なり
底まで
落ちてしまって
消えてしまいたい…と
思ったことも
あります

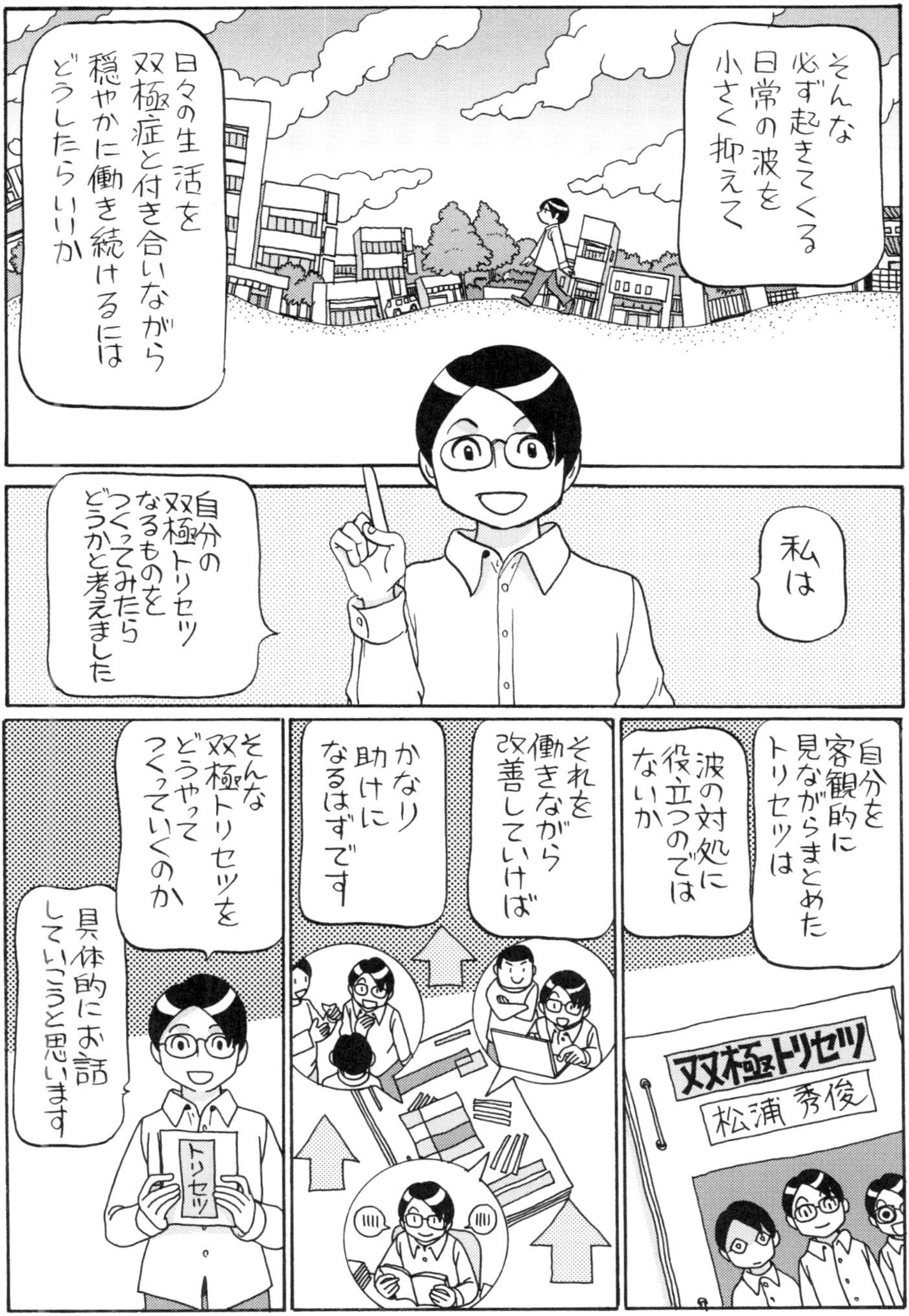
そんな必ず起きてくる日常の波を小さく抑えて
日々の生活を双極症と付き合いながら穏やかに働き続けるにはどうしたらいいか
私は
自分の双極トリセツなるものをつくってみたらどうかと考えました
自分を客観的に見ながらまとめたトリセツは
波の対処に役立つのではないか
双極トリセツ
松浦秀俊
それを働きながら改善していけば
かなり助けになるはずです
そんな双極トリセツをどうやってつくっていくのか
具体的にお話していこうと思います
トリセツ

双極トリセツとは何か

双極症の当事者の方にとって、医療のサポートを受けることや社会リズムを安定させることに加えて、自分の双極症のパターンを理解し、適切に対処していくことが非常に重要です。その具体的な方法の一つとして、**「自分の取扱説明書（トリセツ）」を作成することは有効です。**トリセツの中でも、**自分自身の双極症の症状やストレスに対する反応を、「症状の進行段階ごと」に分析し、対処方法を明確にしたものを独自に「双極トリセツ」と呼んでいます。**

リヴァのトレーニングでは、うつ病や双極症などの精神疾患を抱える方に、このトリセツを一人ひとり作成してもらっています（トレーニング内では「コーピングシート」と呼んでいます）。実際の作成には、集団ワークショップや個人ワークを合わせて最低6時間はかかりますが、今回は書籍用に取り組みやすいよう、簡易版にしました。

この本を読み進めながらワークに取り組むことで、皆さん自身の双極トリセツが形になります。私もこの双極トリセツを作成し、時々見返すことで、症状の波を予測することができ、とても役立っています。ぜひ、皆さんも挑戦してみてください。ちなみに本書に掲載するワークシートはダウンロードできます。詳しくは巻末（199ページ）をご覧ください。

双極症には4つの気分の波がある

双極症における気分は大きく4つの段階に分かれます（図4-1～図4-2）。コンディションカーブとは、心身の状態を表したもので、これが上下に揺れつつも平常な状態の範囲が「①安定エリア」です。「安定エリア」を越えて気分が上がりはじめの「②躁注意（Ⅱ型は②軽躁注意）」、下に落ち始める「②'うつ注意」。さらに悪化して、気分が上がりすぎてしまう「③躁危険（Ⅱ型は③軽躁危険）」と、気分が落ち込んでいく「③'うつ危険」、そして危険から安定エリアに向かい始める「④回復の兆し」があります。ちなみに、「躁危険、軽躁危険」に続く「回復の兆し」の後に一時的にうつに下がっているのは、バルセロナ・プログラムの「軽躁はしばしばその前か後にうつがみられる」を考慮した表現です。

自分の今の状態を良いか悪いかすぐに判断するのは難しいかもしれません。しかし、前回より良くなった、悪くなった、4つに分けるのであればどの状態が近いかなど状態を細かく分けて近いものはどれか当てはめるだけでも、自分の心の状態を知ることができます。

図4-1　コンディションカーブ（双極症Ⅰ型）

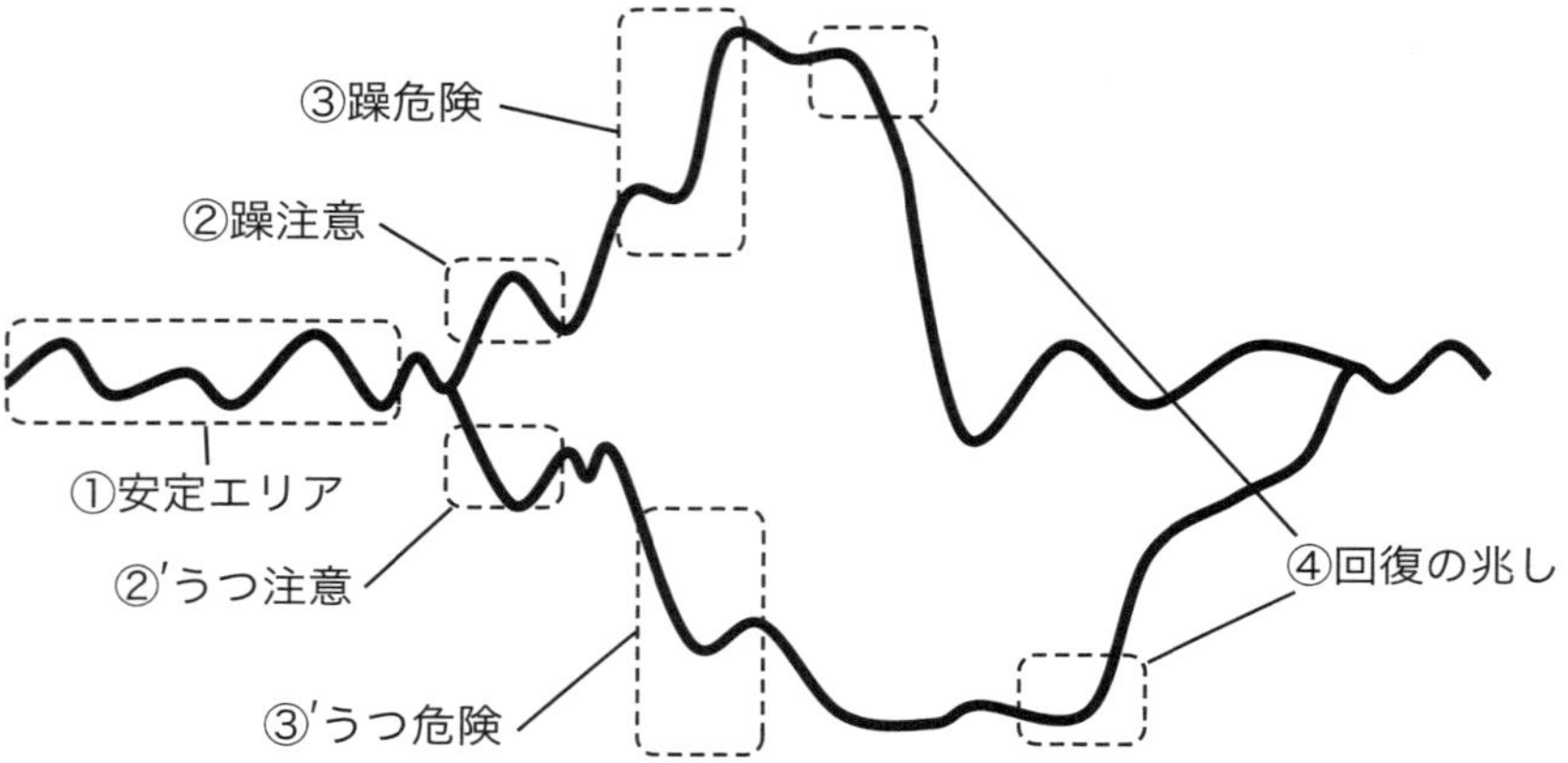

図4-2　コンディションカーブ（双極症Ⅱ型）

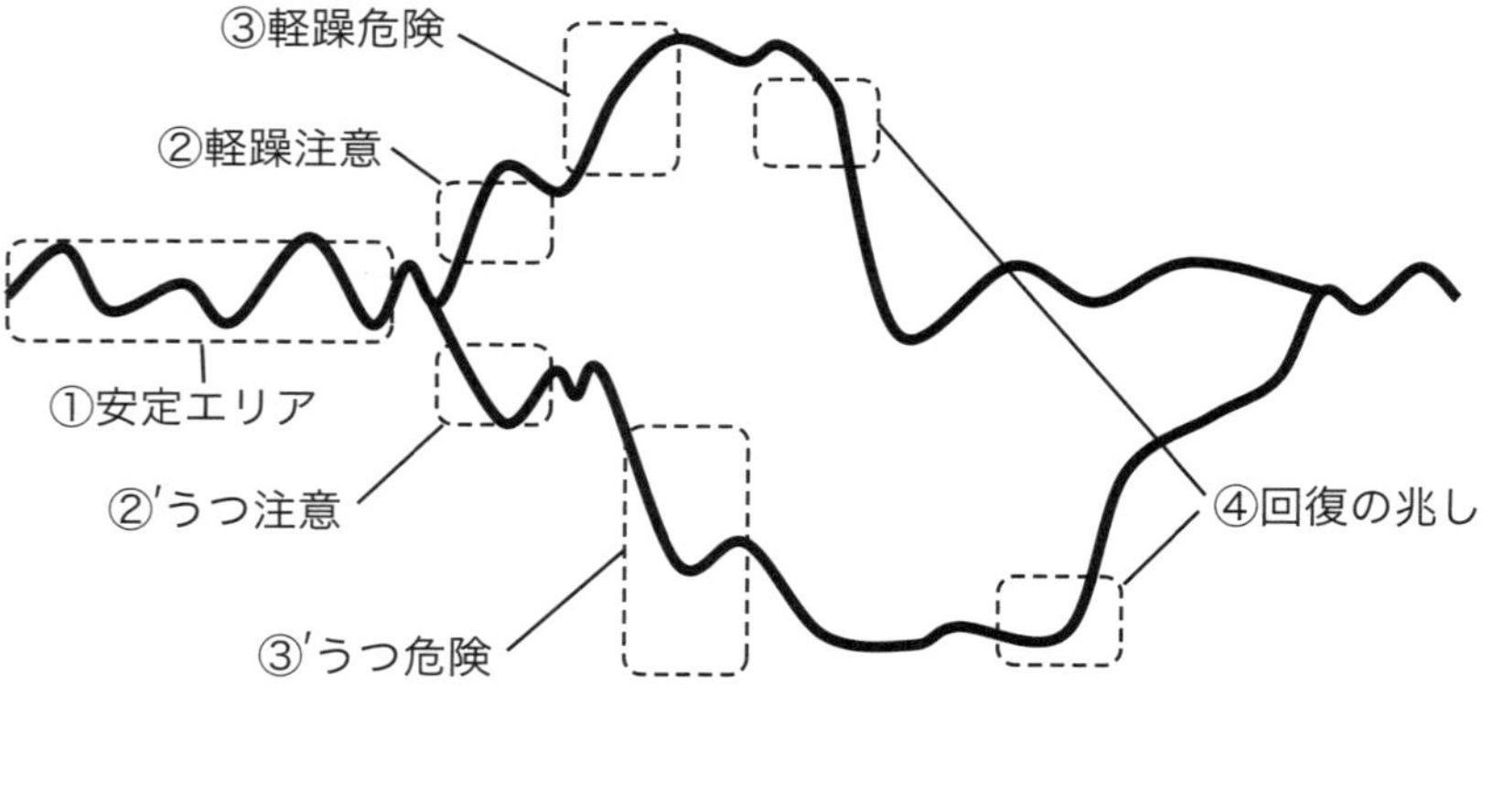

図4-3　症状に振り回されるよくある特徴

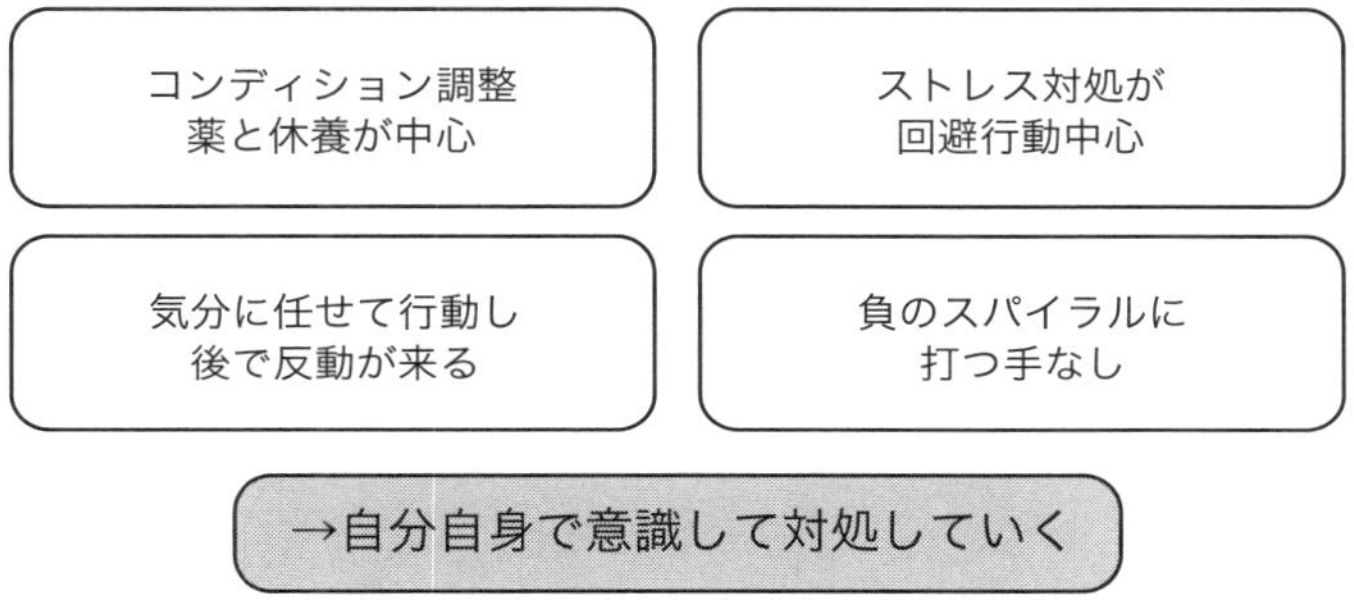
コンディション調整
薬と休養が中心
ストレス対処が
回避行動中心
気分に任せて行動し
後で反動が来る
負のスパイラルに
打つ手なし
→自分自身で意識して対処していく

双極症の症状に振り回されやすい、よくある**4つのパターン**があります。

・調子を整える方法が薬と休養だけ
・ストレスへの対処が回避行動中心
・気分に任せて行動し、その後に反動が来る
・負のスパイラルに対処できていない

以前の私も、まさにこれに当てはまっていました。安定した状態でも、調子を崩すと対処法は薬だけで、あとはひたすら寝るだけでした。苦手な相手とはできるだけ接触を避け、楽しい気分に任せて過活動し、その後急にうつがやってきて動けなくなりました。今の状態に危険を感じても、どう対処すればいいのか分からずにいたのです。

これらは、**双極症に対して受け身的な、症状に振り回されている状態といえます**。双極症の症状をコントロールするためには、自分から積極的に、意識的に取り組むことが

必要です。

双極トリセツを作る際には、自分で意図を持って対処することが必要です。例えば、気分が落ち込んでいる時にたまたまテレビで大谷翔平選手のホームランを見て調子が良くなったとしても、意図した行動ではないので、「症状に対処できた」とはいえません。

本当に対処できるようにするには、「大谷選手のホームランを見ると自分にとってプラスになるから、調子が少し崩れてきたらYouTubeでそのシーンを見返そう」と、自分で意図的に取り組むことが大切です。体験したことや効果がありそうな対処法を、意識して取り入れていきましょう。

では、ここからはいよいよ双極トリセツを作成していきます。ちなみに、2章と3章には、双極トリセツを作成するにあたって参考になる内容も含まれていますので、ぜひ読み返してみてください。

今までの「気分の波」を振り返る

双極症の症状は、躁・軽躁状態やうつ状態の間で大きく揺れ動くだけでなく、その間にも様々な気分の波（変化）があります。これらの変化を細かく把握し、適切に対処しなければなりません。そのために、自分専用の「双極トリセツ」が役立ちます。

しかし、いきなり細かい症状の変化を捉えるのは難しいでしょう。そこで、今までの人生における気分の波を振り返る必要があります。図4－4は**「ライフチャート」**といって、**自身の気分の変化を視覚的に捉えるためのツール**です（日本うつ病学会のホームページにも掲載されています）。このチャートは、

- 過去の気分の波を振り返り、自分の傾向を把握できる
- 気分の変化に影響を与える要因（ストレス、睡眠不足、薬の副作用など）を特定できる
- 気分が安定している期間と不安定な期間を比較し、対処法を見つけ出すヒントになる

といったメリットがあります。

つまり、ライフチャートは、自分自身の双極症の特性を理解し、双極トリセツを作成するための基礎となる情報を集めるための重要なステップなのです。

これに加えて、着目すべき時期や出来事を具体化した「躁うつ年表」（図4－5）もセットで作成します。

図4-4　**ライフチャート**

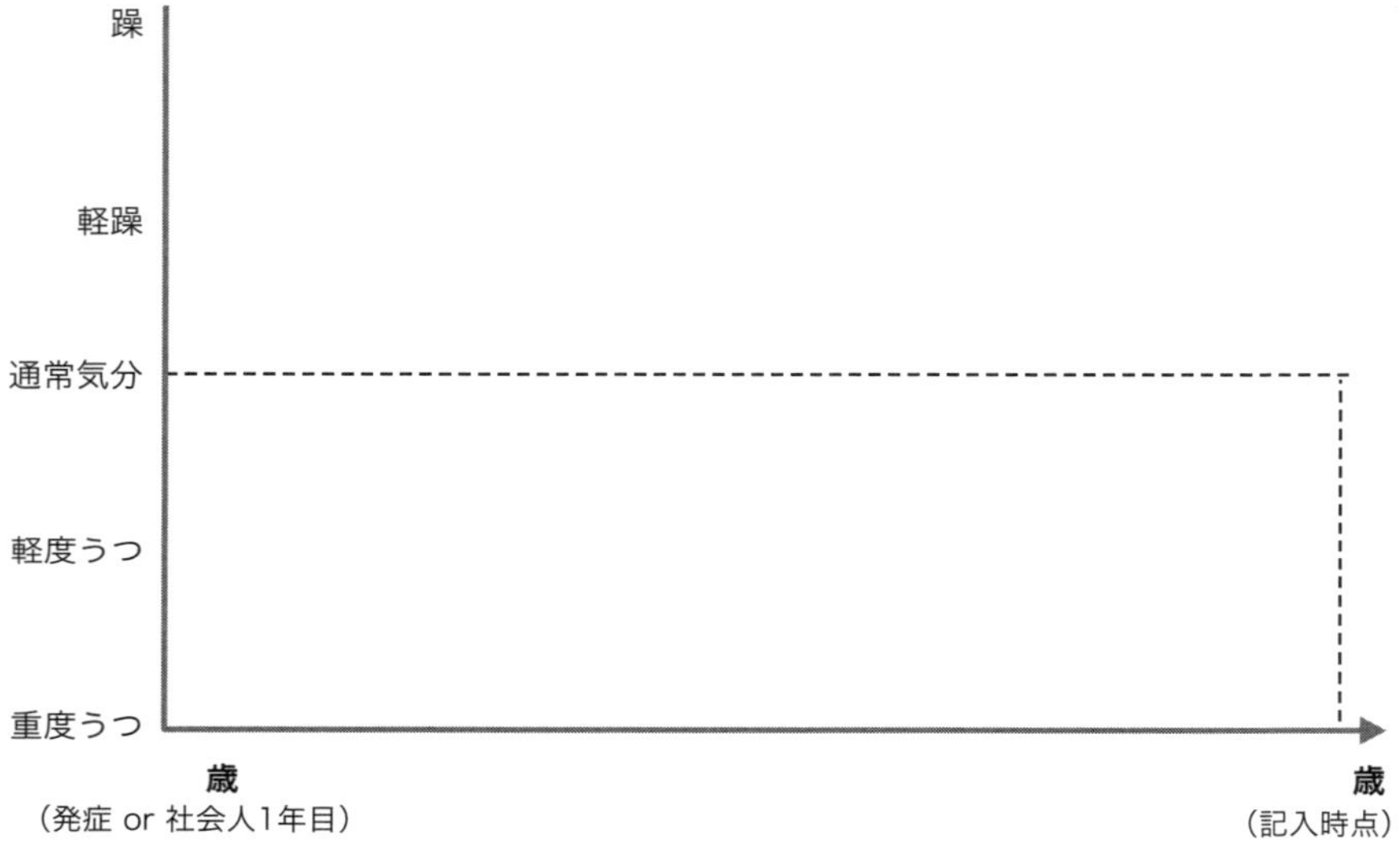

図4-5　**躁うつ年表**

※主治医や家族に聞きながら作ってみよう

時期	躁・軽躁エピソード

時期	うつエピソード

ライフチャートの書き方としては、中央の点線を通常の気分とし、気分が躁状態になった時は点線の上に、うつ状態になった時は点線の下に波を描いていきます。横軸は時間を表し、社会人になってから現在までの気分の変遷を記入してもらいます。社会人経験が短い場合や、学生時代から症状があった方は、学生時代から記入してみてください。

波が書けたら、気分が大きく上下したポイントに番号を付け、その詳細を「躁うつ年表」に書いていきます。私の場合を例にすると、図4‐6の通りになります。

松浦のライフチャート

【軽躁エピソード】

Ⓐ2007年に会社を辞めて個人事業主となった。ほとんど寝なくても平気で、連日朝から晩まで、休みなく仕事をしていた。

Ⓑ2009年に転職と同時に実家から東京に引越し。活発に活動し、誘いがあればすべて参加し、刺激を求めていた。

Ⓒ2016年に社内で新規事業を提案。業務後に提案内容を詰める作業があり、忙しいが、楽しいと感じて乗り越えていた。

図4-6　ライフチャートの記入例（松浦の場合）

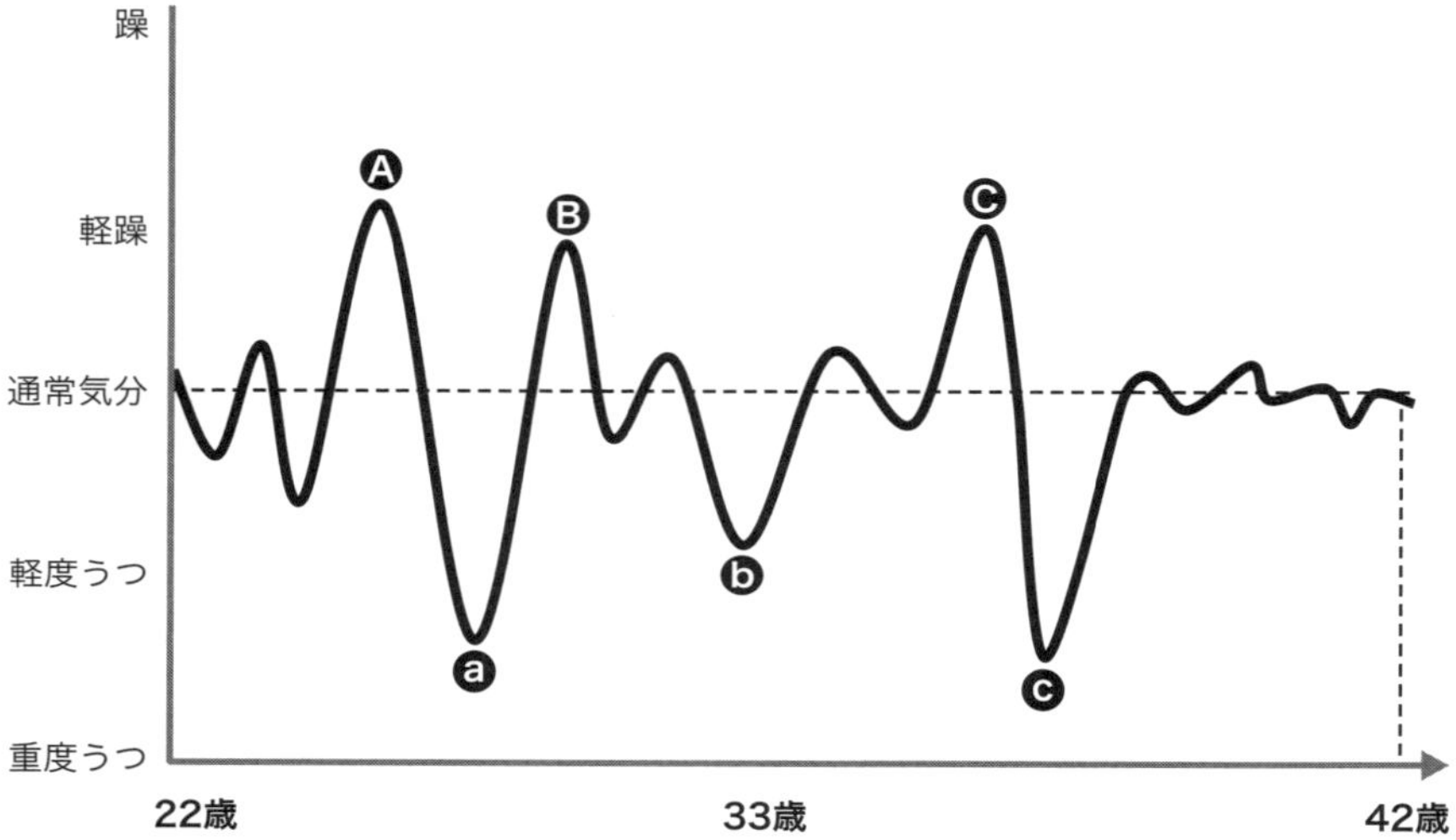

【うつエピソード】

ⓐ２００７年に仕事をし続けた反動と、個人事業主として手がけていた分野に将来性がないと分かった。急に不安が大きくなり、仕事が手につかず引きこもった。

ⓑ２０１０年にリーダー職についたが結果を出せなかった。自分はダメだという自責の念が強くなり、欠勤し、最終的には退職した。

ⓒ２０１７年に新規事業のプロジェクトが頓挫する。また、子どもが生まれたことで、このまま仕事をしていくことへの希望が見えなくなり、子育てへの自信のなさから希死念慮が出る。

　このワークは、自分の「あの行動は躁だったな」「あの気分の落ち込みはうつだったな」と今までの自分の症状との過去を振り返る作業です。症状の重さなどによっては、過去を掘り返す作業はつらいかもしれません。**もししんどくなったら、無理をせずすぐに中断してください。**ここのワークをスキップしても「双極トリセツ」は作成可能です。

なお、ワークに取り組むにあたっては、記憶だけに頼るのではなく、日記やWeb上に残っている記録を掘り出して整理することで、より正確なチャートや年表を作成することもできます。Xやブログ、FacebookやInstagramなどでの投稿内容、メールの履歴や、会社の日報やドキュメント、また、過去を知っている近しい人にヒアリングしてみたり、2章、3章を読んで共感する部分があれば、そのエピソードを書いてみるのも一つでしょう。自分の行動とその時の気分を思い出すことができるかもしれません。

躁／軽躁、うつ症状を整理する

ライフチャートの横軸は数年〜数十年単位と時間軸が長いため、大まかに気分の波をつかむのに最適です。それに対して、**双極トリセツではより細かく気分を捉えていきます。**

まず、「ライフチャートの縦軸の症状・状態の表現」と、双極トリセツで扱う「コンディショ

図4-7　ライフチャートとコンディションカーブ

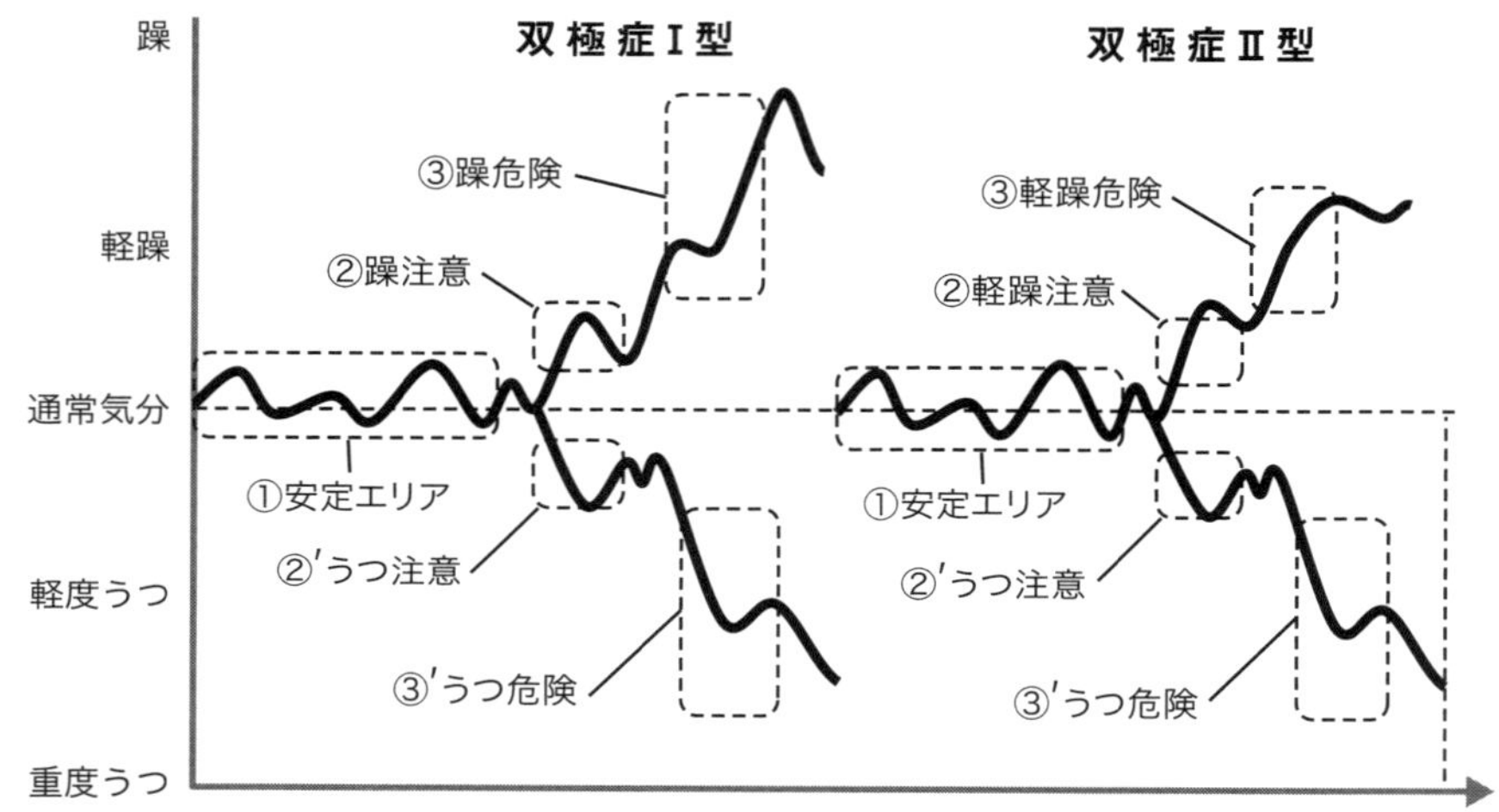

ンカーブの症状・状態の表現」を比較してみます。

ライフチャートで「通常気分」と表現される状態を、双極トリセツでは「安定エリア」と表現しています。これは、**単に気分がフラットな状態ではなく、多少の気分の変動があっても許容範囲内であり、安定して過ごせる状態を表現する意図があります。**

躁・軽躁については、双極症Ⅰ型もⅡ型も安定エリアから躁・軽躁に移行する部分を躁注意、軽躁注意としています。

では、この「躁注意・軽躁注意」とは、一体何を意味するのでしょうか。

躁状態や軽躁状態に一度陥ってしまうと、通常の気分に戻ろうとしても手遅れです。なぜなら、躁やうつは発症してから対処するのではなく、**前兆を感じた「注意」の時点で対**

処することが最も重要だからです。

私の経験上、躁やうつは突然、何の前触れもなく起こるものではありません。症状は必ず、何かしら前兆が存在します。たとえ「突然起こった！」と感じても、実は小さなサインを見逃していただけなのです。

つまり、双極症とうまく付き合っていくためには、薬を定期的に服用することに加えて、**躁やうつの前兆に気づき、対処することが不可欠なのです**。

この**「躁注意・軽躁注意」こそが、まさにその前兆を指します**。これまでの経験から前兆を把握することで、あなたは自分の双極症をコントロールできるようになるのです。

ライフチャートでは「躁注意・軽躁注意」は、通常気分と軽躁の間に位置する状態です。

そして双極症Ⅰ型で躁状態を「躁危険」、双極症Ⅱ型で軽躁症状が出ている状態を「軽躁危険」を指します。

またうつについては、ライフチャートでの「軽度うつ」が、コンディションカーブの「うつ注意」を指します。それ以上の症状悪化は「うつ危険」と呼んでおり、双極症Ⅰ型もⅡ型もうつ側の表現は統一します。

ではここから「①安定エリア」と「③躁／軽躁危険・③′うつ危険」を洗い出していきたいと思います（図4－8～図4－9）。

ライフチャートと躁うつ年表も参考に、双極トリセツの「コンディションシート」（図4－10）を埋めていきます。コンディションシートとは、縦軸に先ほどお伝えした①～③′の状態、その状態を横軸の6カテゴリーに分けて整理したものです。

6カテゴリーには**症状と関連して変化が項目「活動、睡眠、食事・嗜好品、コミュニケーション、気分や思考性、身体反応」**としています（図4－11）。

例えば私では、平常な状態だと5000歩ほど歩きますが、うつになると1日2000歩を切ります。これは活動量が落ちていることを表しています。逆に軽躁状態では明らかに外出が増え、1万5000歩以上歩き、夜も遅くまで活動しています。

睡眠も具体的な時間変化が分かりやすいでしょう。睡眠時間が4時間未満は軽躁危険、逆に過眠になりやすいうつでは、10時間以上の睡眠、といった具合です。

コミュニケーションはSNSを含めて書いてください。気分や思考は症状に連動して顕著に出ます。

記入の際には、私の記入例（図4－12）も参考にしてみてください。もちろん、すべて埋めなくても構いません。思いつく項目、埋められるものから埋めていきましょう。

図4-8　コンディションカーブ（双極症Ⅰ型）

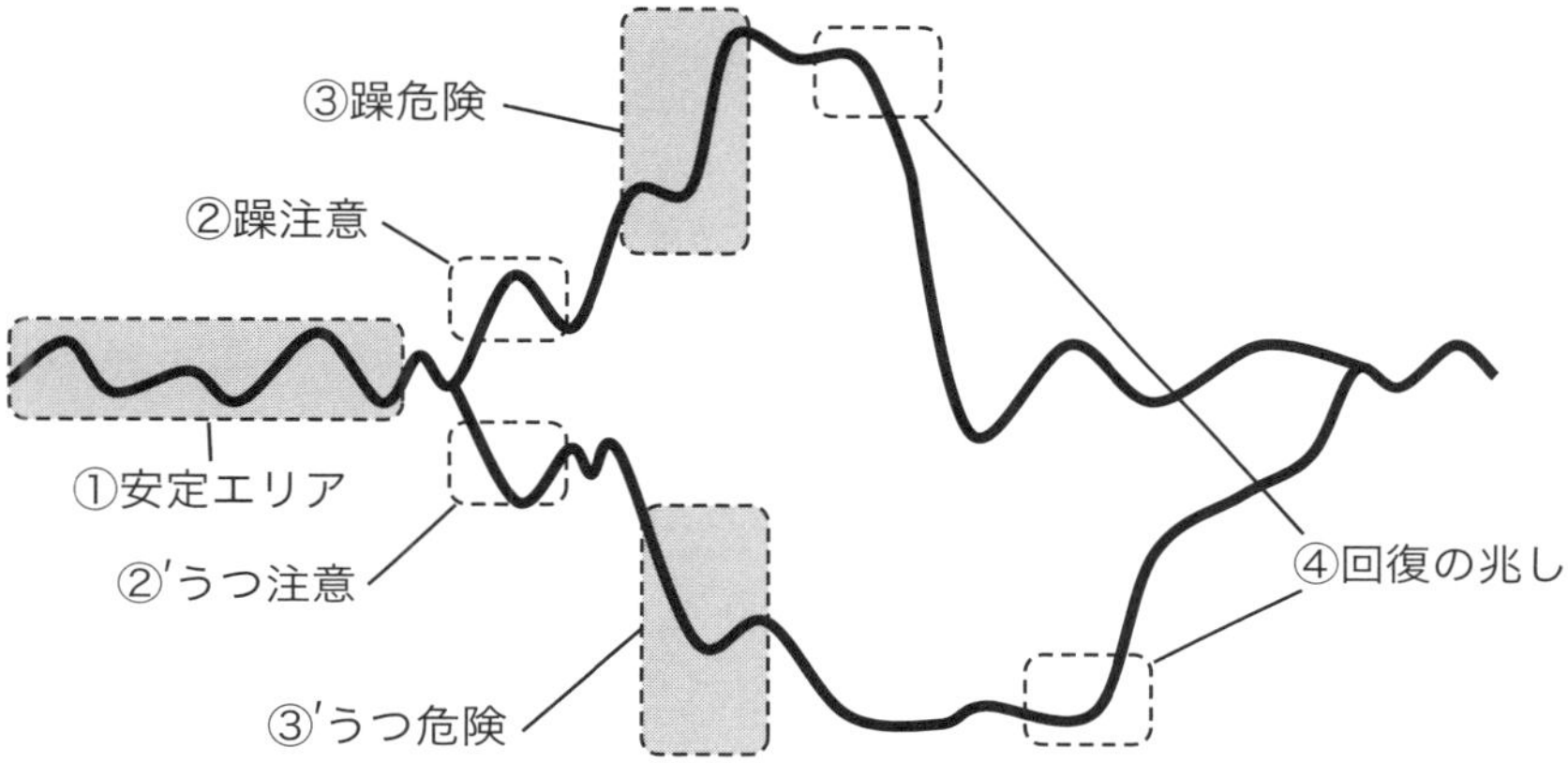

図4-9　コンディションカーブ（双極症Ⅱ型）

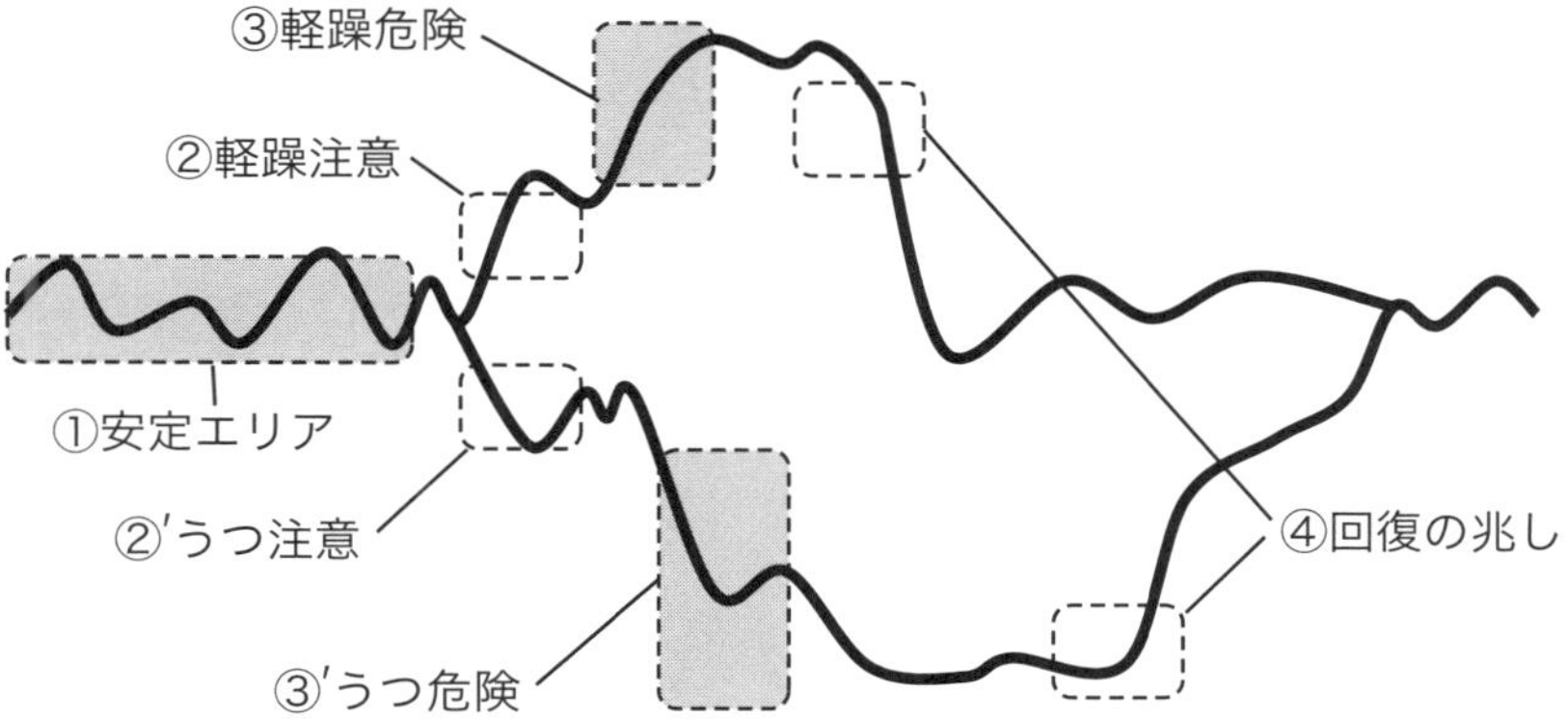

図4-10　コンディションシート

	活動	睡眠	食事・嗜好品	コミュニケーション	気分や思考性	身体反応
躁/軽躁 危険 気分スコア：+3〜+5						
躁/軽躁 注意 気分スコア：+2						
安定エリア 気分スコア：-1 〜 +1						
うつ注意 気分スコア：-2						
うつ危険 気分スコア：-3 〜 -5						
	活動	睡眠	食事・嗜好品	コミュニケーション	気分や思考性	身体反応

図4-11　項目ごとの観点

活動

- 趣味を楽しめるかどうか、 頻度の増減
- 社交性の亢進 (例：予定を詰め込む、友人と交流が増える)
- 運動への意欲や頻度の変化
- 買い物 (浪費傾向)
- 無責任な行動
- 習慣行動の変化 (例： 歯磨き、入浴、服薬)
- インターネットやSNSの閲覧時間・調べもの

睡眠

- 睡眠時間の増減
- 寝つきのよし悪し
- 中途覚醒/早朝覚醒の有無
- 日中の眠気覚醒感

食事・嗜好品

- 食事・間食の回数(食事を抜く、間食の増減)
- 食欲の増減
- 嗜好品の頻度 (例：タバコを吸う、コーヒーを飲む)

コミュニケーション(会話、メール、SNS等)

- 話す頻度や話したい欲求の増減
- SNSの投稿・コメント頻度や回数
- 意見の相違に対する反応
- 人との距離感 (例：慣れ慣れしくなる、遠ざける)

気分や思考性

- 怒りっぽくなる
- 自他への否定的な思考
- テンションが高い
- 創造性の増減 (いろいろな考え、アイデア、ユーモア)
- 偉くなったような感覚、有能感
- 落ち着かなさ
- 落ち込みや高揚の加減
- 思考の速度 (速い・遅い)

身体反応 ※五感を含む

- 落ち着かない
- じっとしていられない
- 物音や動き、 光への反応
- 嗅覚匂いへの敏感さ
- 癖を起こす頻度 (例:爪を噛む、貧乏ゆすり)

図4-12 コンディションシートの記入例（松浦の場合）

	活動	睡眠	食事・嗜好品	コミュニケーション	気分や思考性	身体反応
躁/軽躁 危険 気分スコア：+3〜+5	歩数 週平均15,000歩以上 仕事外で人に会う　週2,3件、同日に入れる事も	週平均4時間未満→寝付けない。イライラする	1日2食でも問題ない（空腹を感じない）。日によっては1食になる	話量のバランスは相手:自分=3:7 攻撃的な物言いが増える	寝起きの思考、起業したい、など普段は考えない突飛な発想が浮かぶ	とても身体が軽い。身体を動かす負荷を全く感じない 無意識で歌を歌う
[redacted]						
安定エリア 気分スコア：-1 〜 +1	歩数 週平均5,000~6,000 仕事外で人に会う　週1件	週平均7時間前後 中途覚醒はあるがすぐ寝付ける	1日3食食べる 勤務日の夕方にお菓子1つ食べる	会話していて話量のバランスは相手:自分=6:4 しっかり相手の話を聴いてから自分の言いたいことを言う	寝起きの思考、「ちょっと前向きに仕事をしようと思えてる」〜「少し面倒で会社に行きたくない」の間にいる	特に身体反応は自覚しない
[redacted]						
うつ危険 気分スコア：-3 〜 -5	歩数 週平均2,000歩→仕事を休みだすので通勤しない 予定も入れない	平均10時間以上。会社を休むと1日中寝ている	1日3食食べる、日によって4食 お腹が空いてないが何か食べたくなる	人と話すこと自体が辛い	寝起きの思考、起きるのも辛い寝ていたいといった状態。働ける状態にない	背中が痛い(寝すぎた結果)

活動　睡眠　食事・嗜好品　コミュニケーション　気分や思考性　身体反応

ちなみに混合状態を把握する場合は、3章でご紹介したように自身の状態を「感情」「思考」「行動」の3つで整理した時に躁状態とうつ状態が混ざっていないかを書き出してみてください。

「活動的に行動はできるものの、思考はネガティブで不安、落ち込みがある」であれば、「感情↓（うつ的）」「思考↓（うつ的）」「行動↑（躁的）」と言った形になります。

躁うつの前兆を把握する

続いて「②躁／軽躁注意と②′うつ注意」です（図4－13～図4－14）。

図4-13　コンディションカーブ（双極症Ⅰ型）

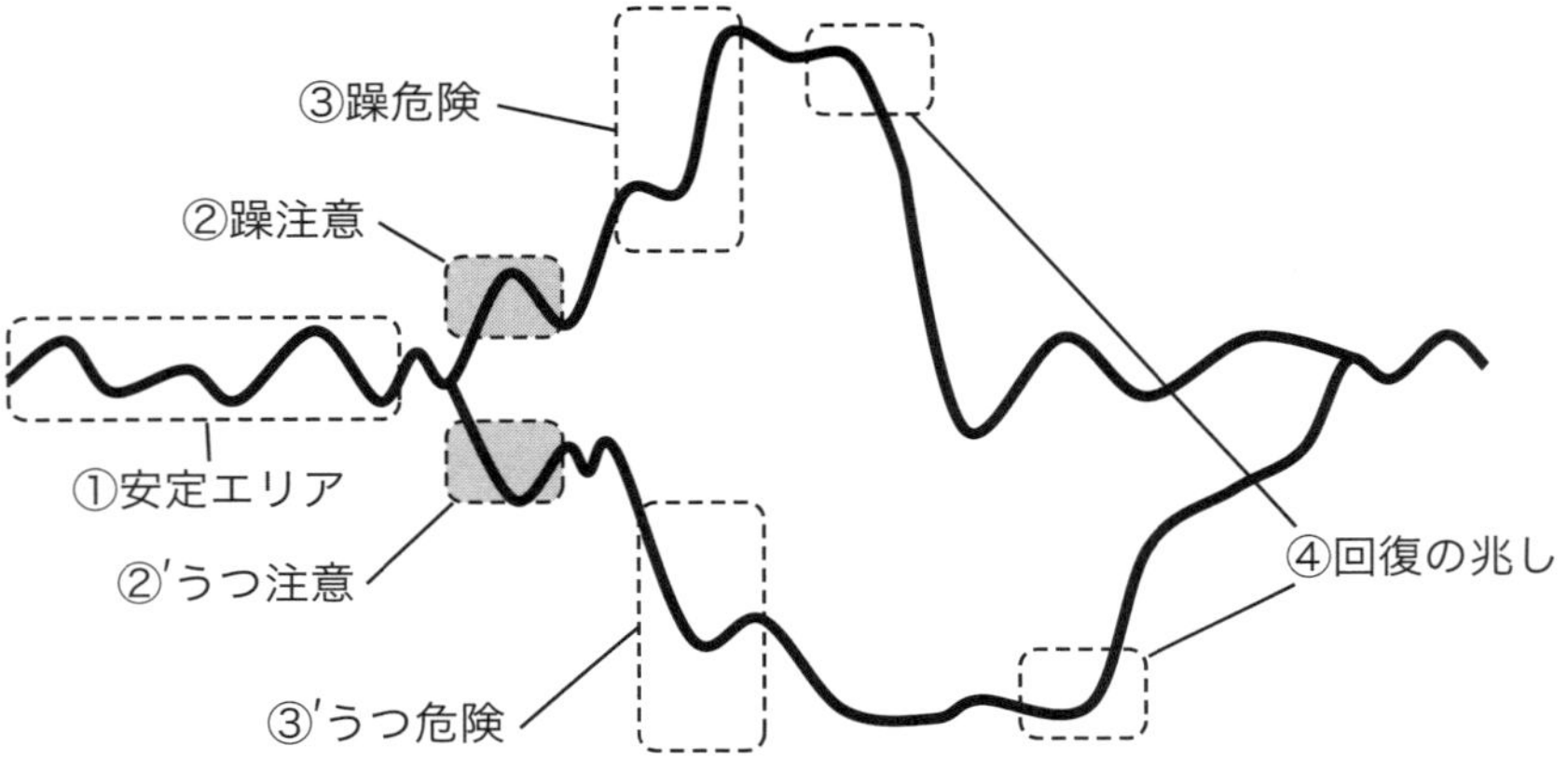

図4-14　コンディションカーブ（双極症Ⅱ型）

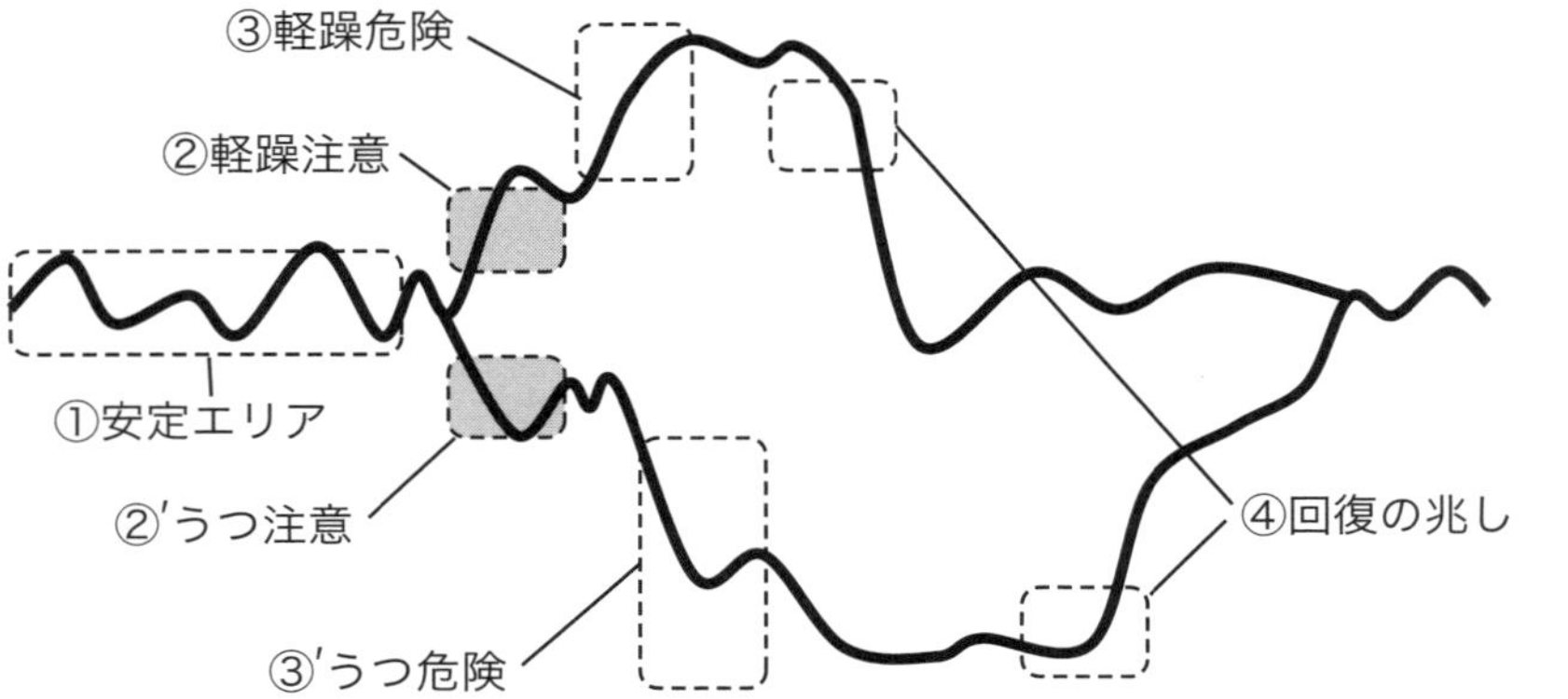

図4-15　きっかけと注意サイン

「上がり下がりのきっかけ」と「注意サイン」を記入しよう!

きっかけ
→ストレスになった出来事

例
- 友達に○○と言われた
- 気圧が下がった　など

注意サイン
→調子を崩す予兆となるサイン

例
- 軽い頭痛、肩こり
- 同じことのぐるぐる思考
- 音が気になる
- 外出が減る、しない
- まぶたのけいれん など

躁／軽躁注意とうつ注意は、「きっかけ」と「注意サイン」を捉えることがとても重要です。それぞれの違いを説明します（図4－15）。

「きっかけ」はストレスになった出来事のことで、例えば友達に「○○と言われた」とか気圧が下がったなどです。「注意サイン」は内面の調子を崩す予兆を指します。頭痛がしてくるとか、ぐるぐる考え出すとか。音が気になる、まぶたがけいれんするなど。

ざっくり言うと**自分の外側の出来事が「きっかけ」で、内側の変化が「注意サイン」です。**

なぜきっかけと注意サインを分ける必要があるかというと、対処すべき事象がより明確になるからです。

例えば、何となく頭が痛いと感じる時に、頭が痛いという注意サインに着目して、それを緩和させるために対処（頭痛薬を飲む）します。一般的な対処に見えますが、実は頭痛が起きる直前に、職場で上司に嫌なことを言われていたとしたらどうでしょうか。この場合、「職場で嫌なことを言われた」のはきっかけです。その結果として頭痛というサインが現れたのです。

このように、頭痛という「注意サイン」だけではなく、「職場で嫌なことを言われた」という「きっかけ」も把握することで、「頭痛薬を飲む」以外の対処を検討できるようになります。

「注意サイン」はコンディションシートの「躁／軽躁注意」「うつ注意」に書きます。カテゴリーごとにどういう変化があるのか。危険と安定エリアの情報も参考に考えてみましょう。

「きっかけ」は、注意状態になる出来事を考えていきましょう。

図4-16　注意サインシート

	活動	睡眠	食事・嗜好品	コミュニケーション	気分や思考性	身体反応
躁/軽躁 危険 気分スコア：+3〜+5						
躁/軽躁 注意 気分スコア：+2						
安定エリア 気分スコア：-1 〜 +1						
うつ注意 気分スコア：-2						
うつ危険 気分スコア：-3 〜 -5						

活動　睡眠　食事・嗜好品　コミュニケーション　気分や思考性　身体反応

図4-17　きっかけシート

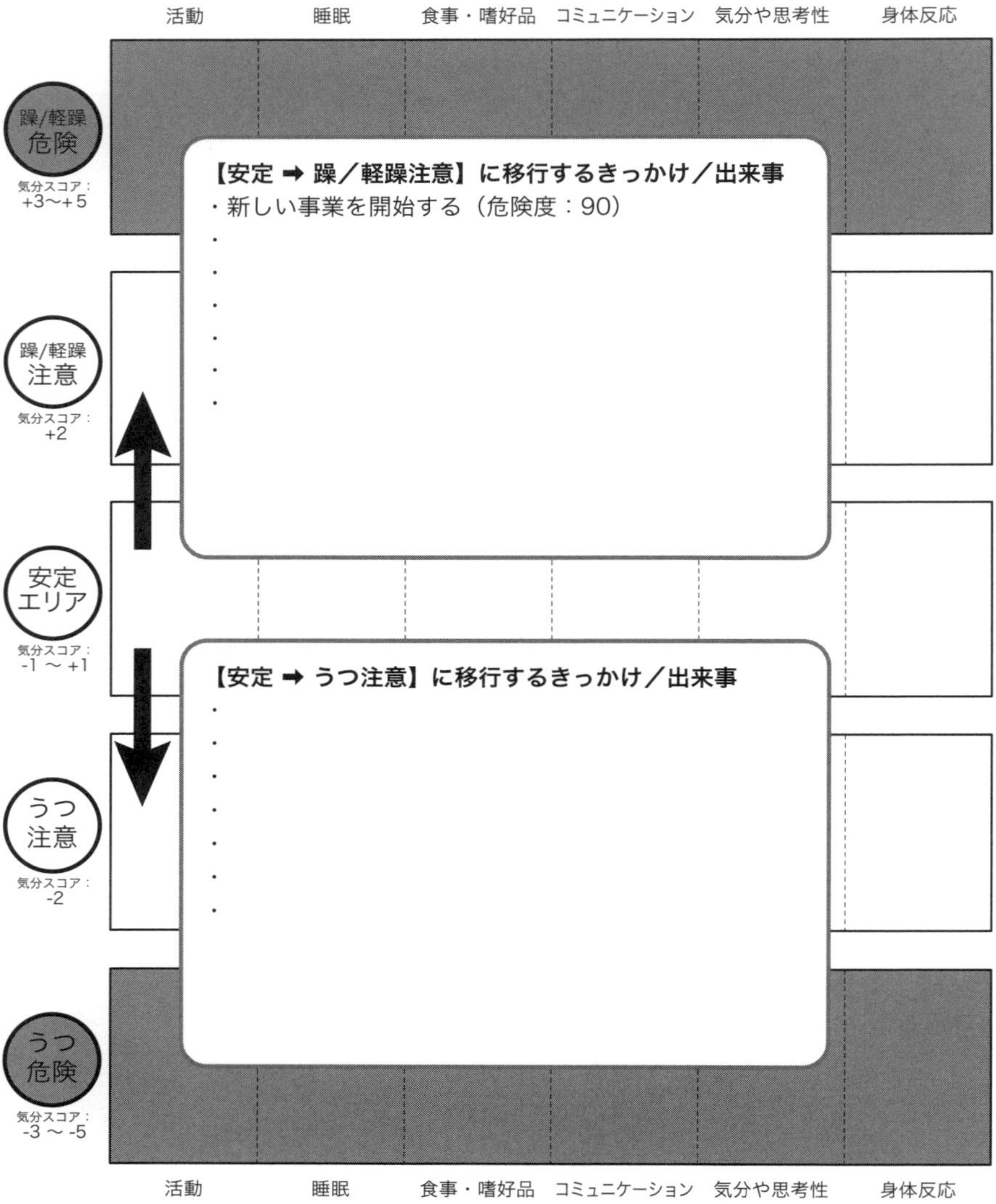

図4-18　注意サインシートの記入例（松浦の場合）

	活動	睡眠	食事・嗜好品	コミュニケーション	気分や思考性	身体反応
[redacted]						
躁/軽躁 注意 気分スコア：+2	歩数 週平均7,000~8,000歩 →突然ある日12,000歩を超える 仕事外で人に会う　週1件	週平均5~6時間 →6時間を切る日が出てくる	1日3食食べるが、土日は食を抜く日が出てくる お菓子を食べない日がでてくる	話量のバランスは相手:自分=4:6 話しながら次に話すことを頭の中で考えてしまう いじわるな発言が増える	寝起きの思考、早く仕事をしたい、と気が急いている感じ	頭が熱い 無意識に口笛が出る 心拍数が高まる(60回／分以上)
[redacted]						
うつ 注意 気分スコア：-2	歩数 週平均3,000~4,000歩→土日だと1,000歩以下の日も出てくる 仕事外で人に会わないorドタキャン	週平均8－9時間　→土日に2時間以上の昼寝をする日が出てくる	1日3食食べる 普段は選ばないお菓子を買って食べる。大きめのチョコやポテチ	話量のバランスは相手:自分=7:3 自分が話していいのかといった自責の念が出る 目線が合わせられなくなる	寝起きの思考、会社をどう休むかといった思考が支配しはじめる	どんより重い、上から押し付けられるような感覚
[redacted]						

活動　睡眠　食事・嗜好品　コミュニケーション　気分や思考性　身体反応

書き終わったら、注意サインの内容を見直してみてください。自分が躁危険やうつ危険状態に近づいていないか確認しましょう。**「注意サイン」で大切なのは、安定した状態から離れ始める兆候をできるだけ早く捉えることです**。

例えば、私の場合、「会社を休む」という行動が注意サインだとすれば、それはすでにうつ危険の段階になっている可能性があります。では、もっと早い段階の注意サインは何か探っていくと、「出社はできても、同僚と目が合わせられない」という状態だと分かりました。人目を避けるようになるのが注意サインで、この状態を放置すると、次第に気持ちが重くなり、最終的には欠勤に繋がってしまいます。

きっかけ・注意サインを記入したら、「安定エリア寄り」になっているか、もう一度見直してみましょう。すべてを埋める必要はありません。思いついたところから少しずつ埋めていけば大丈夫です。

きっかけと注意サインの関係について補足します。例えば、図4-19の1では、「きっかけがあって、注意サインが現れ、躁/軽躁危険もしくはうつ危険に近づく」という流れがあります。例えば「上司にミスを指摘されて（きっかけ）、少し動悸がしてきて（注意サイン）、数日後に気分が落ち込んで欠勤する（うつ危険）」という状況です。

一方で、2の場合、上司にミスを指摘されてもその時は特に何も感じず、数日後に欠勤した場合、注意サインが見つからなかったと感じるかもしれませんが、実際には気づいていないだ

図4-19　きっかけと注意サインの関係性

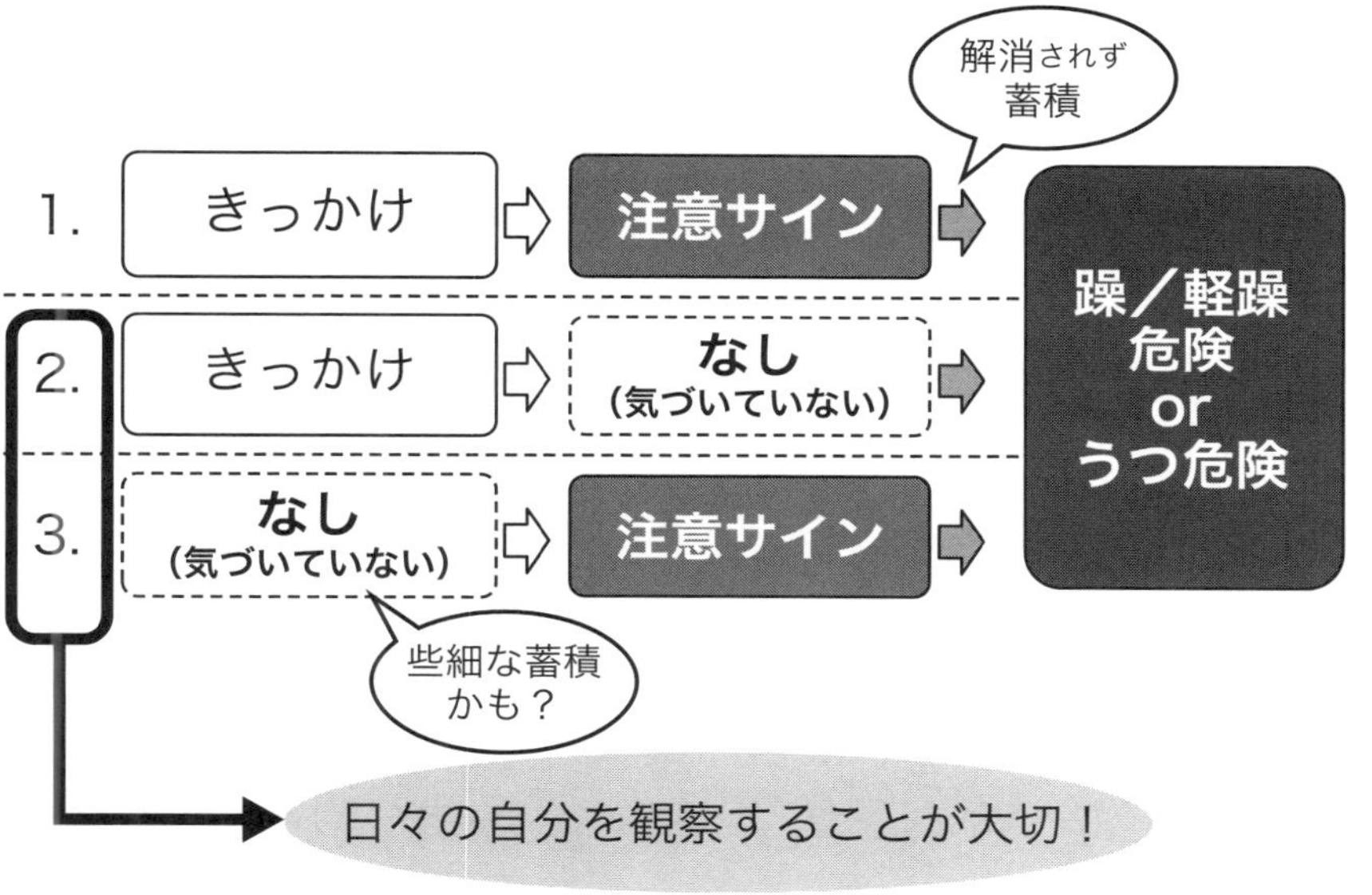

3は、具体的なきっかけが分からないけれど、動悸がして、数日後に休んでしまうパターンです。このように、**きっかけが「ない」と判断した部分については本当にないのか、日々の記録をもとに観察していくことが重要**です。記録のつけ方については、後ほど説明します。

また、「きっかけ」と「注意サイン」という分け方や捉え方を初めて知った人もいるかもしれませんが、今まで情報が集まっていなかっただけで、「こういう注意サインが出ているな」とか、「この出来事には影響を受けやすいな」といったことに気づくと、未然に防ぐための対策ができます。

きっかけ・注意サインを見つける

双極トリセツを作成するにあたり「きっかけ、注意サインを見つけるのが難しい」という声をよく耳にします。

きっかけや注意サインを見つける方法について、「日々の記録がその材料になる」とお話ししましたが、毎日の気分や体調を記録することが大切です。

日々の気分の変化があると「急に気分が上がった」とか「突然気分が落ちた」と感じることはありませんか？　それは気分の変化を「突然起きたものだ」と「点」で見ているからです。日々の記録を続け、気分の変化を前後の状態も含めた「線」として見ることで、**「急に」や「突然」と思っていたものの前に、少しずつ変化していた兆候を見つけることができます**。

とはいえ、「うつ状態になると記録をつける余裕がない」という話もよく聞きます。その時は逆に**「記録がない＝元気がない」**と考えられます。このように、記録がない日に異変が起きていると分かるためにも、やはり**毎日記録をつけることは大事**です。

また、睡眠時間や歩数など、数字で示せるものは客観的に状態を把握するために役立ちます。

図4-20　きっかけと注意サインに気づくには

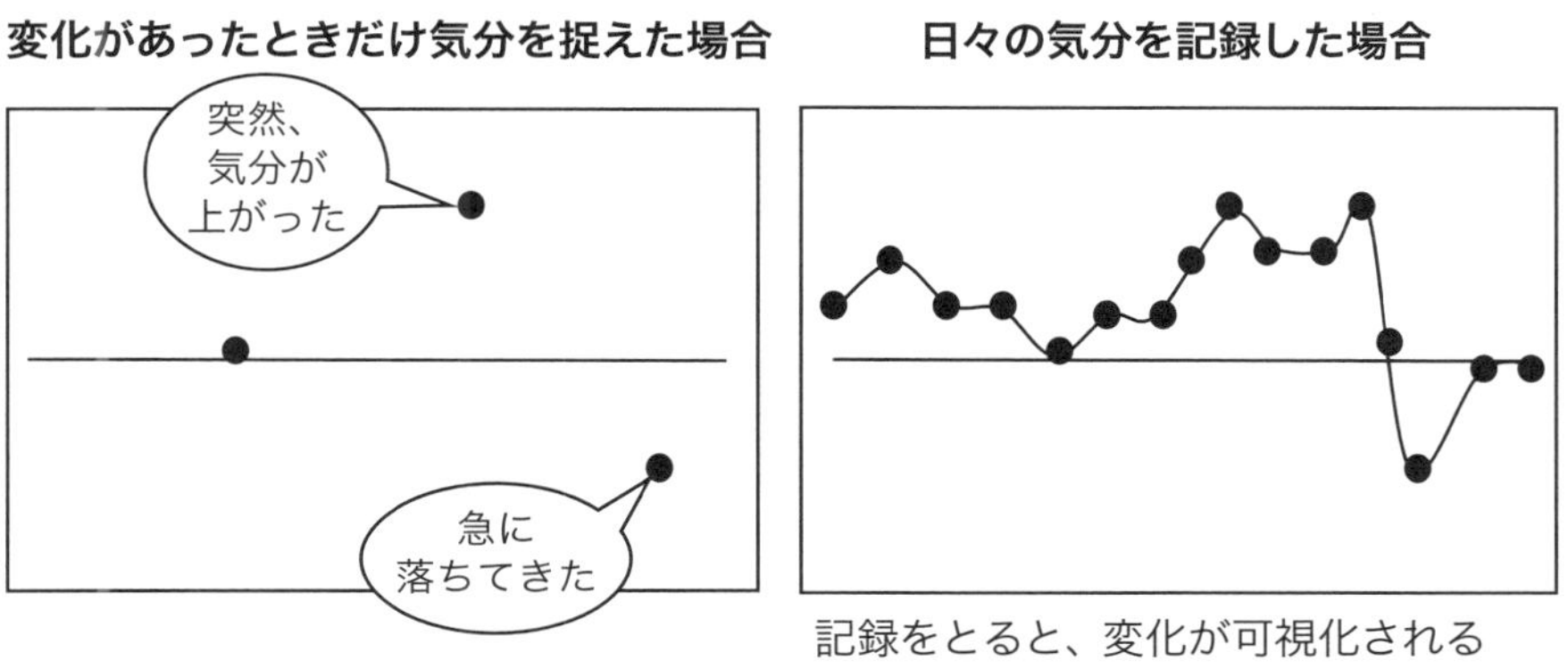
変化があったときだけ気分を捉えた場合
突然、気分が上がった
急に落ちてきた
日々の気分を記録した場合
記録をとると、変化が可視化される

毎日記録すると変化は更に気づきやすくなる

　ここまで記録し振り返ってみると、自分の躁状態やうつ状態について、関連性や法則を見つけることができるかもしれません。例えば、うつ状態に入るタイミングが季節に関連があるとわかるかもしれませんし、軽躁やうつのそれぞれの期間など症状が続く長さも分かるかもしれません。

　自分の躁状態やうつ状態が続く期間のパターンが見えると、「いつまでこの状態が続くのだろう」といった先が見えない不安にもおおよそ目処をつけることができます。

　このように、躁／軽躁注意やうつ注意に入るタイミングを記録することで、きっかけ・注意サインに気づくことができます。

　なお、記録する方法は手書きやPC入力といった手動記録のほかに、自動記録という方法もあります。私はスマートウォッチというツールを活用して、日々記録しています。

「手書きの記録は面倒くさい」「いつ寝たかの記録が正確につけられない」といった問題は、スマートウォッチが解消してくれます。自動で睡眠時間や歩数などを記録し、睡眠時間は手首の動きや心拍数の変化などから睡眠状態を測定してくれるので、かなり正確です。

購入するコストは発生しますが、**記録の手間によるおっくうさで続かない場合は、ツールの力を借りるのもいい**でしょう。睡眠時間や歩数を記録するアプリケーションなどは日々技術が進化しているので、自分に合うものがあれば活用してみるのもおすすめです。

気分スコアをつける

気分の波を安定させるためにも、日々、気分を数値化して評価することも必要です。これらは**気分スコア**（図4－21）といって、−5から+5の11段階でつけていきます。この評価の基準はコンディションシートの各状態の下に記載されている「気分スコア」に対応していますので、参考にしてみてください。

ちなみに、躁危険も軽躁危険も気分スコアは同じ+3～+5となっていますが、躁の症状の度合いが同じという意味ではありません。双極症Ⅰ型のある方で一番悪化した状態であれば+5、双極症Ⅱ型のある方でも一番悪化すれば+5と記録しましょう。

図4-21　気分スコア

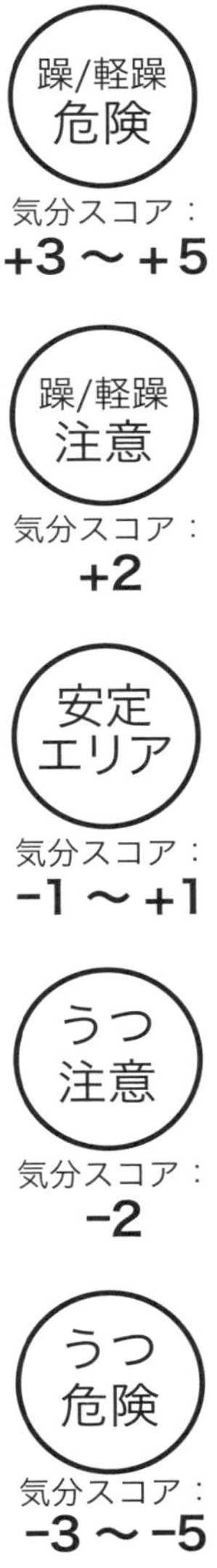

コンディションシートに記入した各項目の状態に合わせて、該当する気分スコアをつけていきましょう。また、気分スコアをつける時間帯はできるだけ同じ方が比較しやすいでしょう。

私は起床した朝7時の時間帯の思考や身体の状態、睡眠時間など総合して気分スコアを判断しています。「身体が重くて仕事もあまりしたくないと考えるから−1」「身体が軽くて仕事で提案したいアイデアが2つ浮かんでる、睡眠時間も6時間切ってるから+2」といった感じで気分スコアをつけています。

このように、日々の記録のデータを積み重ね、きっかけや注意サインを掴んでいきましょう。

躁／軽躁、うつ対処を整理する

次に、躁／軽躁注意・うつ注意の状態になった時の対処法について、探っていきます。
ここでは、ストレスについて考えを深めることで、そのヒントを得ることができます。

図4-22 ストレスとは

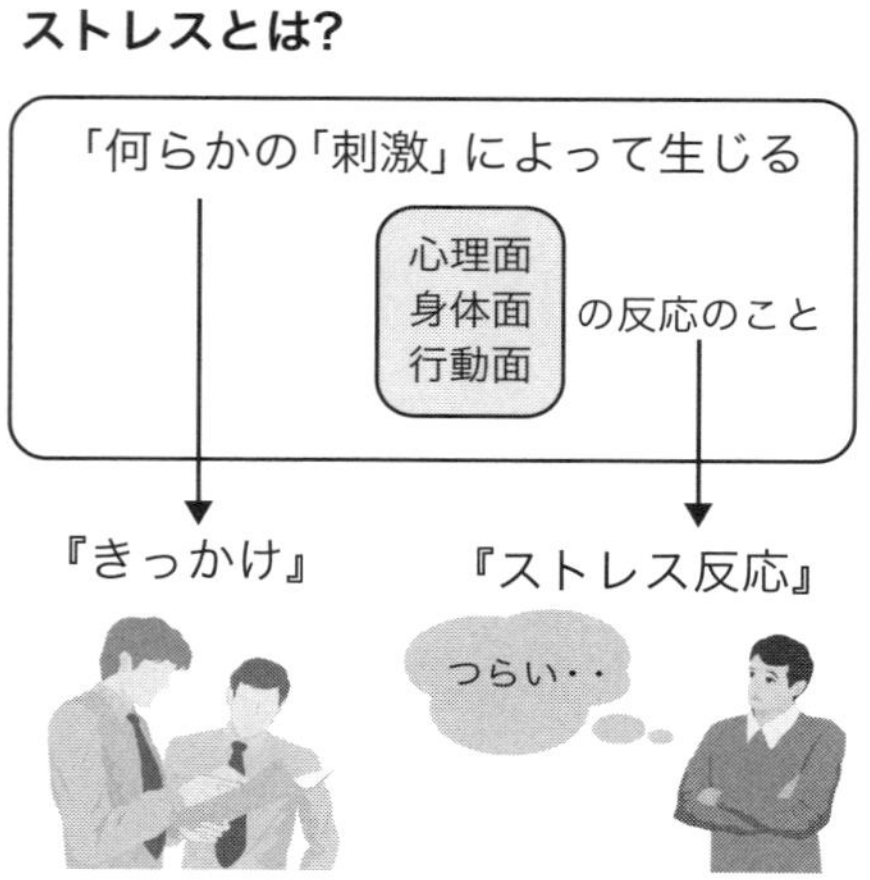
ストレスとは?
「何らかの「刺激」によって生じる
心理面
身体面
行動面
の反応のこと
『きっかけ』
『ストレス反応』
つらい・・

そもそも、ストレスとは何でしょうか。

ストレスの定義は「外側からの刺激を受けた時に起こる心身の反応」を指します。何らかの刺激によって起こる心理・身体・行動面での反応なので、例えば「上司にミスを指摘される」という刺激によって、「つらく感じる」というストレス反応が現れます。

一般的にストレスと聞くとネガティブなものをイメージするかもしれませんが、**ストレス自体はいい・悪いと評価できるものではありません**。

よくストレスはコップの水にたとえられます。

コップはあなたの許容範囲で、コップに注がれる

図4-23　**ストレスが起きる要因**

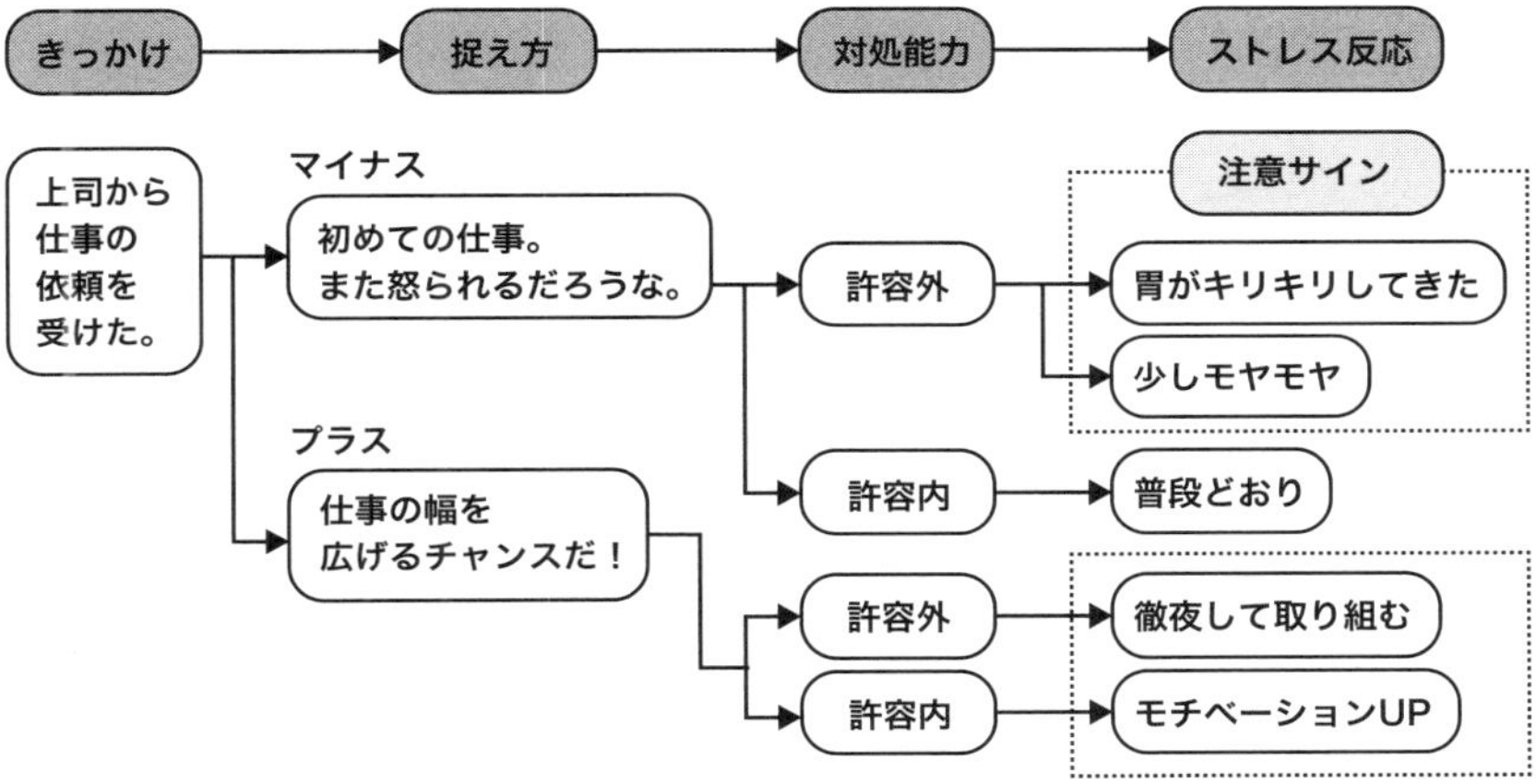

水がストレッサー（ストレス源）です。水の量がコップの容量を越えるとあふれてしまいます。

水があふれない余裕がある状態であれば、業務も処理できますし、気分の波もありません。しかし、仕事が多くなり対処しきれなくなると、落ち込んでしまうことがあります。

例えば上司から仕事の依頼を受けた時、ポジティブに考えると「仕事の幅を広げるチャンスだ」と捉えられます。ストレス対処の能力的にも許容内となれば、すぐに取り組むことができ、モチベーションの高い状態で進められます。

しかし、その上司が怒りっぽい上司で初めて取り組む仕事だとしたら、「初めての仕事で、また怒られるだろうな」とネガティブに捉えてしまいます。また自分のキャパシティとし

図4-24　**ストレス対処の着眼点**

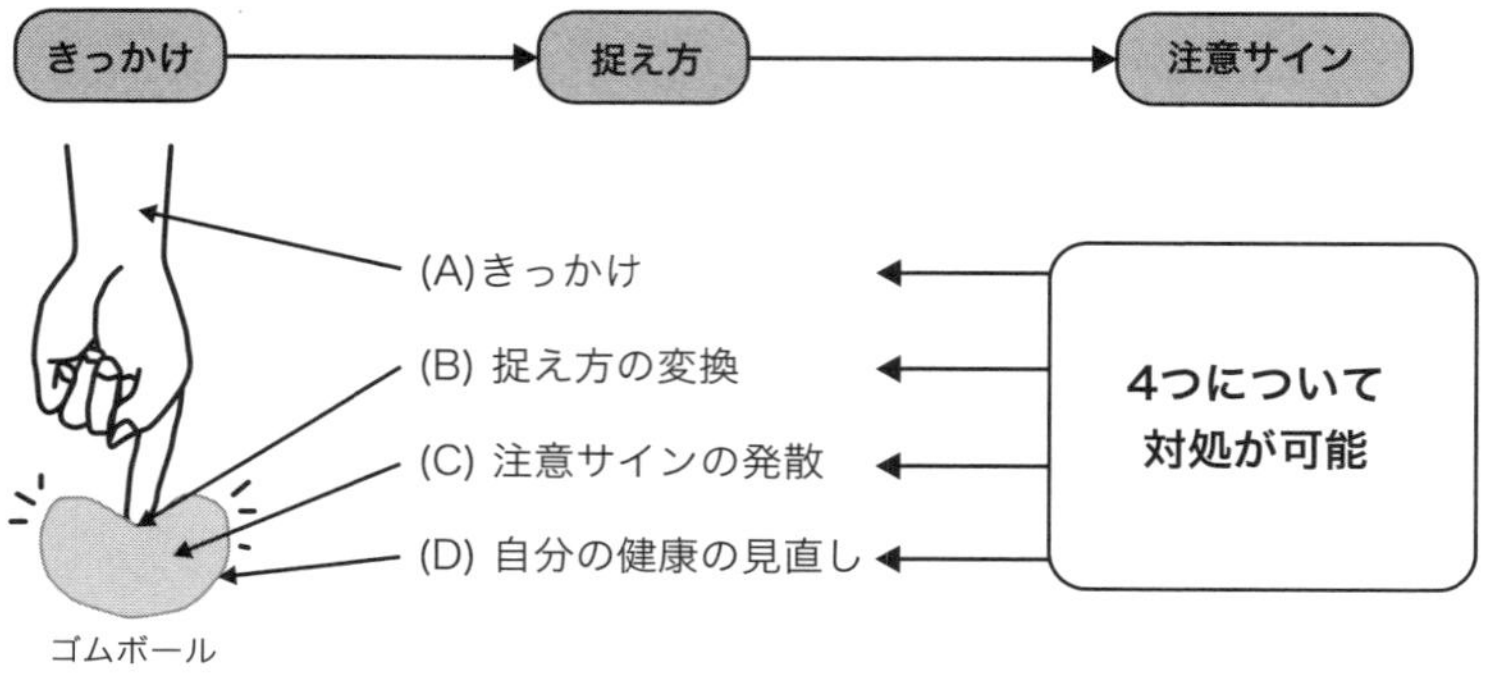

て対処できないと判断してしまうと、胃がキリキリしたり、疲れやすくなったりするなどストレス反応が現れます。これが続くとうつにつながる可能性が高くなります。

一方、ポジティブに考えても、ストレスがないわけではありません。「仕事を広げるチャンスだ」と思って徹夜で働いた結果、軽躁や躁の症状が出たりすれば、は双極症の方にとっての「注意サイン」につながるストレス反応と見てよいでしょう。

では、ストレスに対処するためには、どの点に注意を向けるべきでしょうか？

図4－24は、ストレスに対処するにあたってのイメージ図です。指がストレッサーだとして、ゴムボールが自分自身です。指がゴムボールを押し、ボールが歪んでいます。

このイメージをもとに、

・指自体に対処していく「Ⓐきっかけへの対処」
・ボールと指の接点にアプローチする「Ⓑ捉え方の変換」
・ボールのたわみで力を逃がす「Ⓒ注意サインの発散」
・ボール自体の強度を上げる「Ⓓ自分の健康の見直し」

という4つに切り分けて、対処を考えていきます。

Ⓐきっかけへの対処

ストレスの直接の原因となる問題にアプローチする方法です。仕事の業務量を調整してもらったり、優先順位をつけたりします。

Ⓑ捉え方への対処

困っていることを書き出して客観的に見たり、自分にとってよい面がないか別の視点から探し、思考の枠を広げてます。

例えば、上司にミスを指摘された時、とっさに「嫌だな」と感じるかもしれませんが、別の視点も考えてみます。「上司が期待しているからこそ、指摘してくれているんだ」とか「もし期待されていなかったら、何も言われないだろう」といった考え方です。

Ⓒ注意サインへの対処

注意サインへの対処とは、カラオケや運動、趣味などでストレッサーから受ける刺激を逃がす対処のことです。しかし、こうした「ストレスを発散させる」だけでは十分とはいえません。**ストレスを逃がした後は、現実に向き合い、問題を解決していく必要があります。**仕事中心で過ごしていると、発散の手段がなく、思い詰めてしまうことがあるので、発散方法を持っておくことや、バランスを意識して対処することが大切です。

Ⓓ自分の健康への対処

上司に何か小言を言われ普段は気にならなくても、疲れていると、ちょっとした一言でも傷ついたり、落ち込んだりしやすくなります。そんな時は、自分の健康を見直しましょう。

健康は「休養」「食事」「運動」の3要素で成り立っているといわれていますが、忙しいとこれらが後回しになりがちです。以前は自炊していたのに、次第にコンビニで買うようになったりしていないか、身体を休めている時間が少なくなっていないか、今まで続けていた運動する時間が減っていないかなどに注意する必要があります。

表4-1　「Ⓐきっかけへの対処」の例

仕事量の調整を行う（相談、依頼など）
優先順位付けし、効率的に取り組む
代替案を提案する
問題解決に向けた取り組みをスモールステップで
分からないことを上司や先輩にきく
解決に向け書籍などを調べて学ぶ

表4-2　「Ⓑ捉え方への対処」の例

困っていることを書き出し、客観的に捉え直す
下記のようなことを考えてみる ・自分にとって良い側面がないか？ ・相手の立場に立って良い側面がないか？ ・短期的ではなく長期的には？ ・正誤ではなくどうすれば機能するか？ ・尊敬する○○ならなんていうか？

表4-3　「Ⓒ注意サインへの対処」の例

友人と食事に行って愚痴をこぼす
カラオケに行く
運動する
映画を見て泣く / 笑う
趣味に没頭する
紙を破って捨てる
旅行に行く

図4-25　「Ⓓ自分の健康」への対処

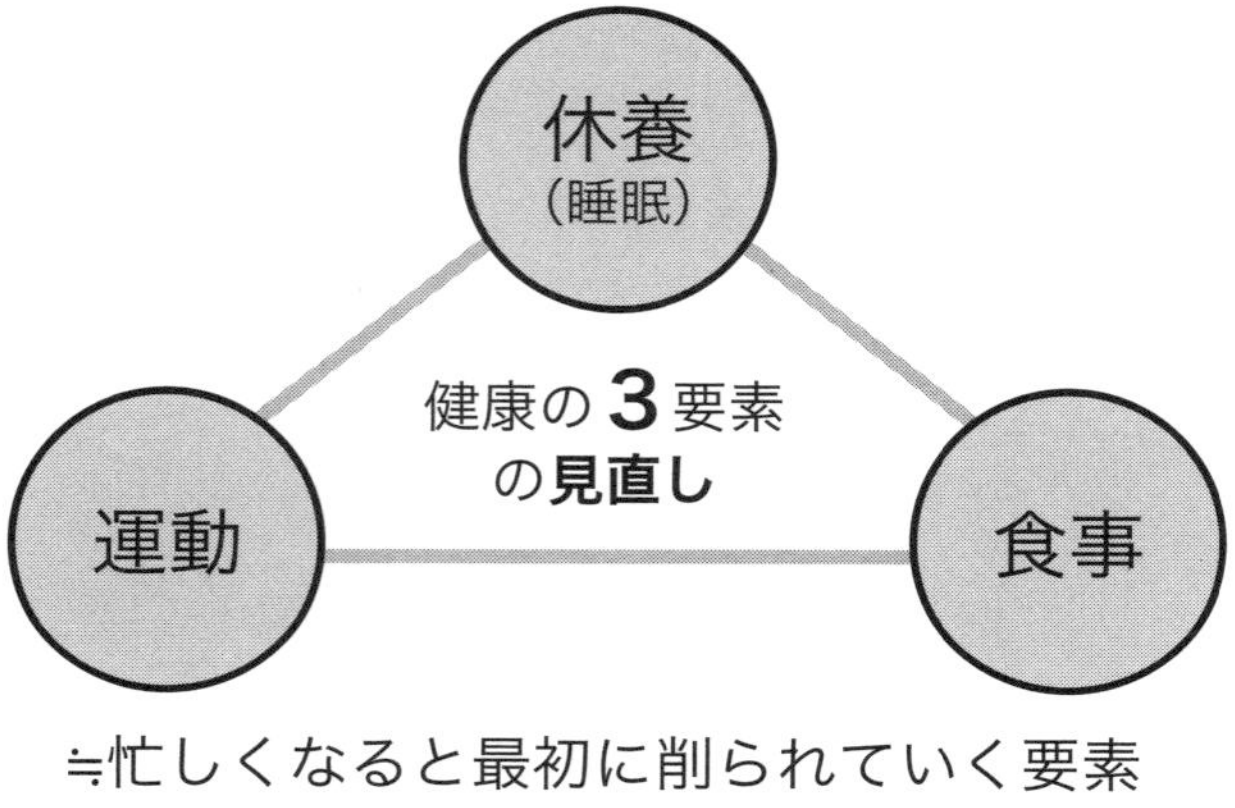

躁／軽躁注意とうつ注意の対処について共通点は以下になります。

- 躁／軽躁注意の対処の共通点は「抑える」
- うつ注意の対処の共通点は「活動性を保つ」

私は双極症の気分の波を対処する時、いつもガードレールをイメージしています。気分が上がると上のガードレールによって跳ね返して安定に戻し、気分が下がると下のガードレールによって跳ね返して同じく安定に近づけています。

図4-26　躁／軽躁注意・うつ注意状態への対処シート

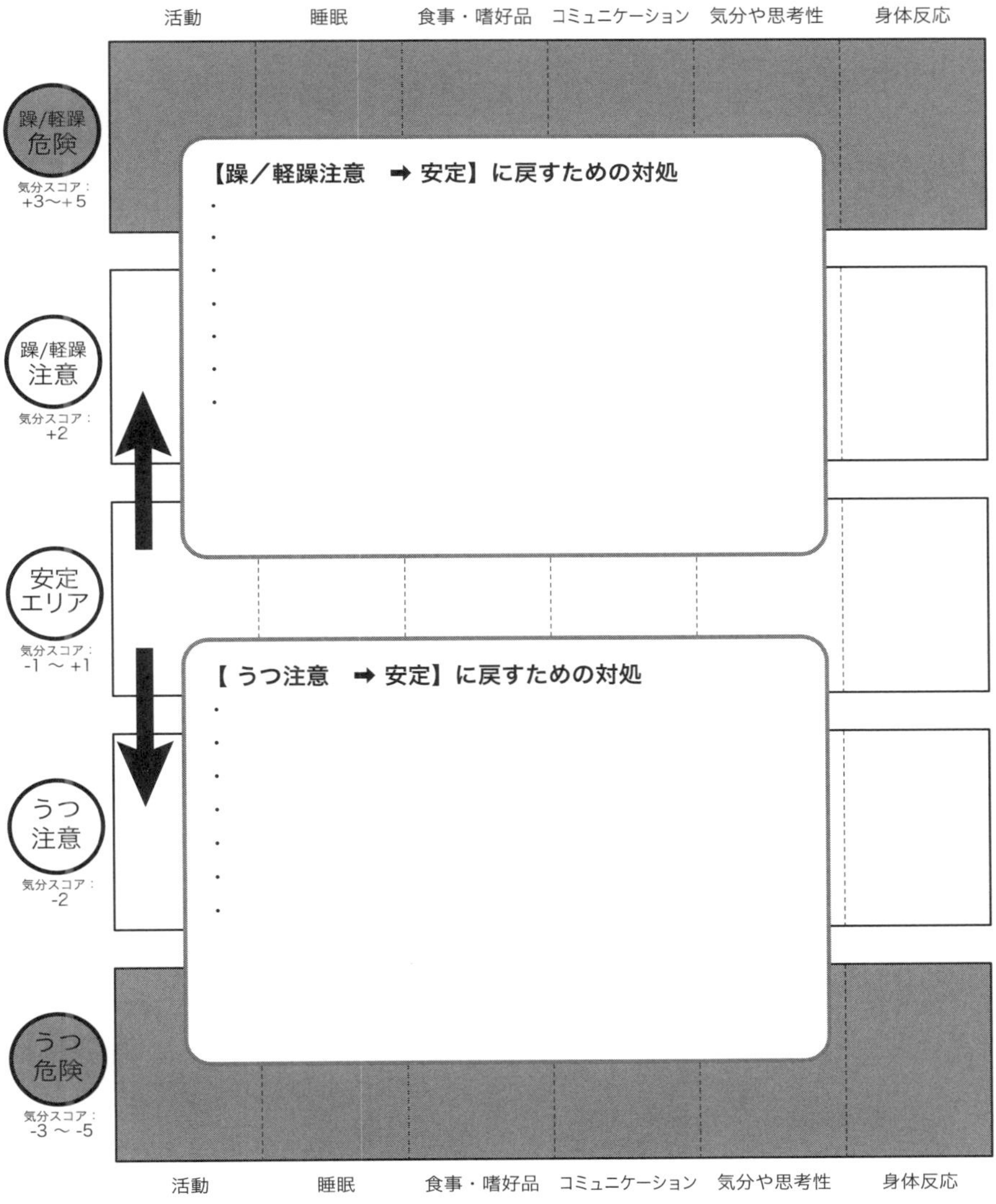

危険な状態と回復の兆しを見つける

次は躁／軽躁危険やうつ危険の状態から抜け出すためにできる対処と、回復の兆しを考えていきます（図４－27～図４－28）。

ここで扱う「危険状態」は、すでに悪化した状態（気分スコア－4～－5 or ＋4～＋5）ではなく、注意寄りの状態（－3 or ＋3）をつかんでいくことを目指します（図４－29～図４－30）。

最初は感覚的な理解でかまいません。「悪くなっている感じはするけど、最悪ではない」というイメージで結構です。**「最悪の状態」になると、治療や休養が必要ですが、それに至る前であればまだ対策する余地があります。**

「躁・軽躁危険」「うつ危険」は「躁・軽躁注意やうつ注意」からさらに悪化した状態です。この状況における対処で重要な視点は、**「具体的かどうか」と「他人の助けが得られているか」**という点です。例えば、「音楽を聴く」という対処法を試そうとしても、うつ危険の状態では「何を聴こうか？」と迷ってしまい、そのうちやる気を失ったり、面倒に感じて実行できなくなることがあります。

図4-27　コンディションカーブ（双極症Ⅰ型）

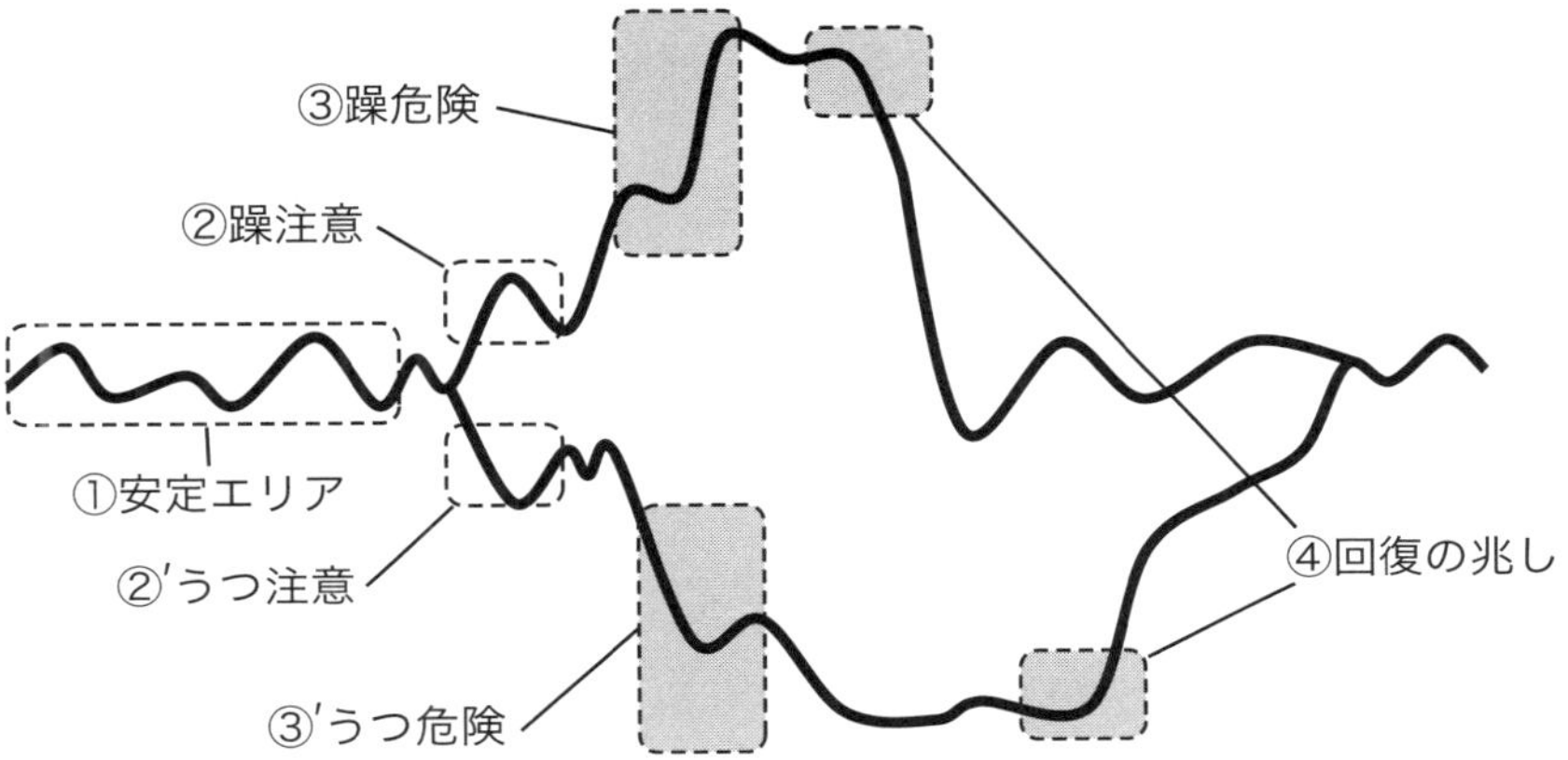

図4-28　コンディションカーブ（双極症Ⅱ型）

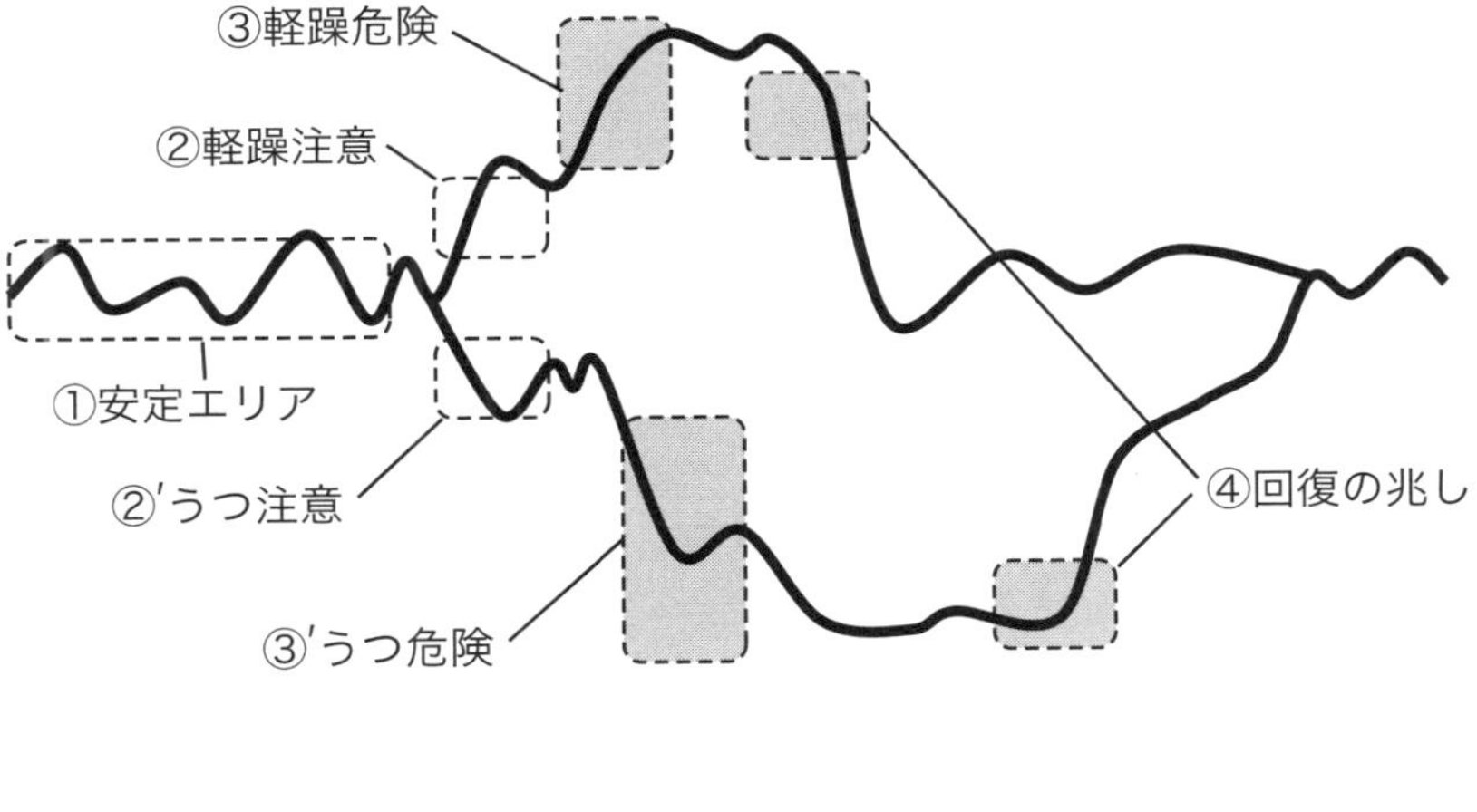

図4-29　コンディションカーブ（双極症Ⅰ型）

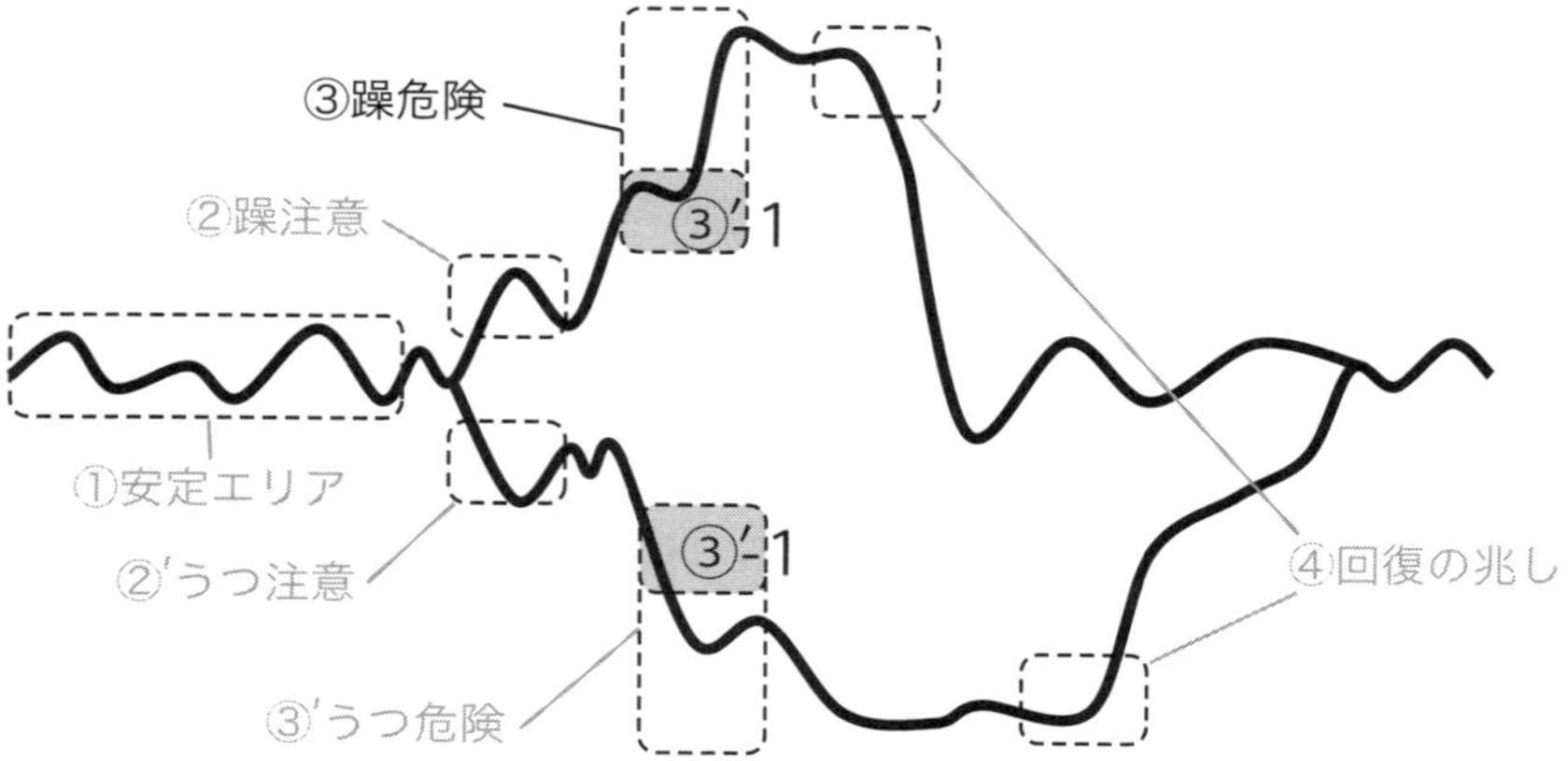

図4-30　コンディションカーブ（双極症Ⅱ型）

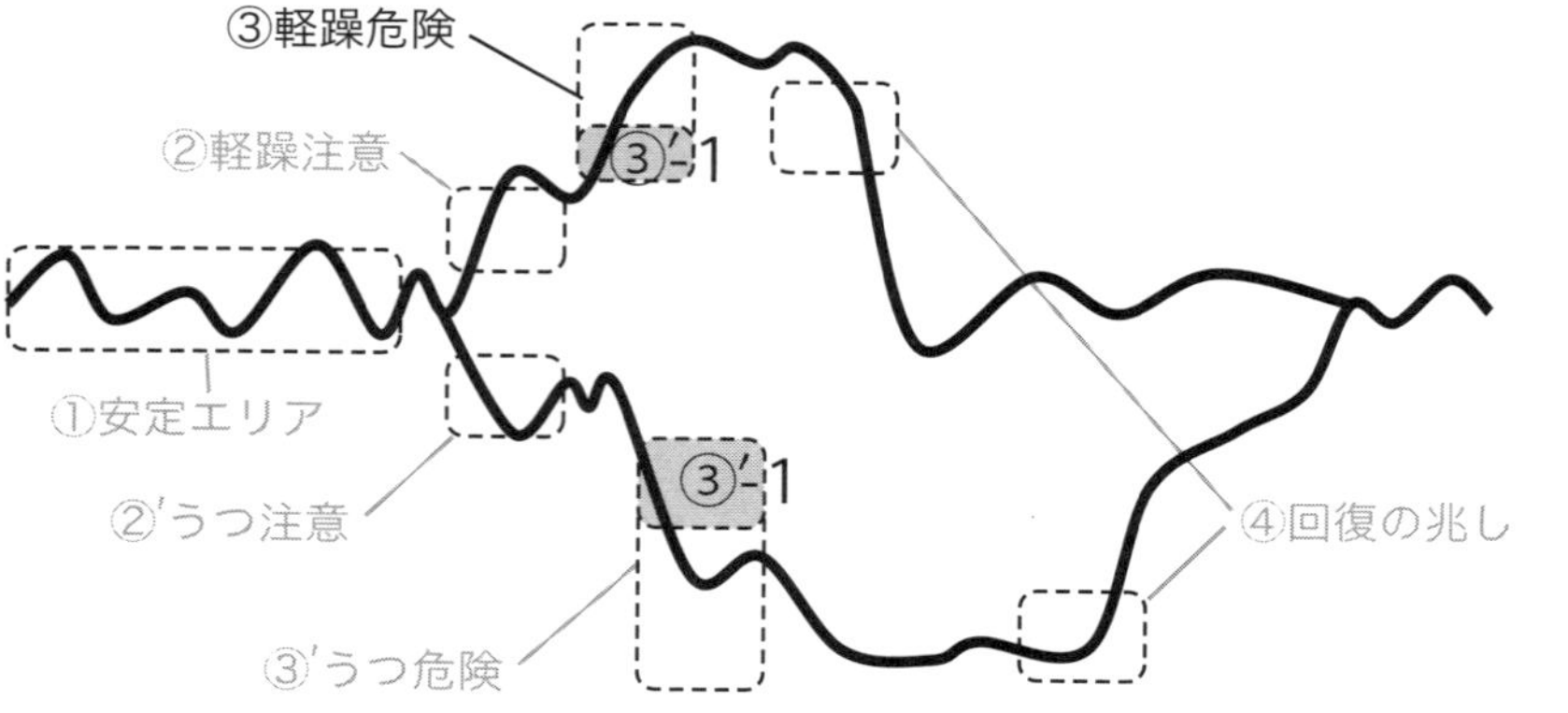

図4-31　躁／軽躁危険・うつ危険を抜け出すためにできそうな対処

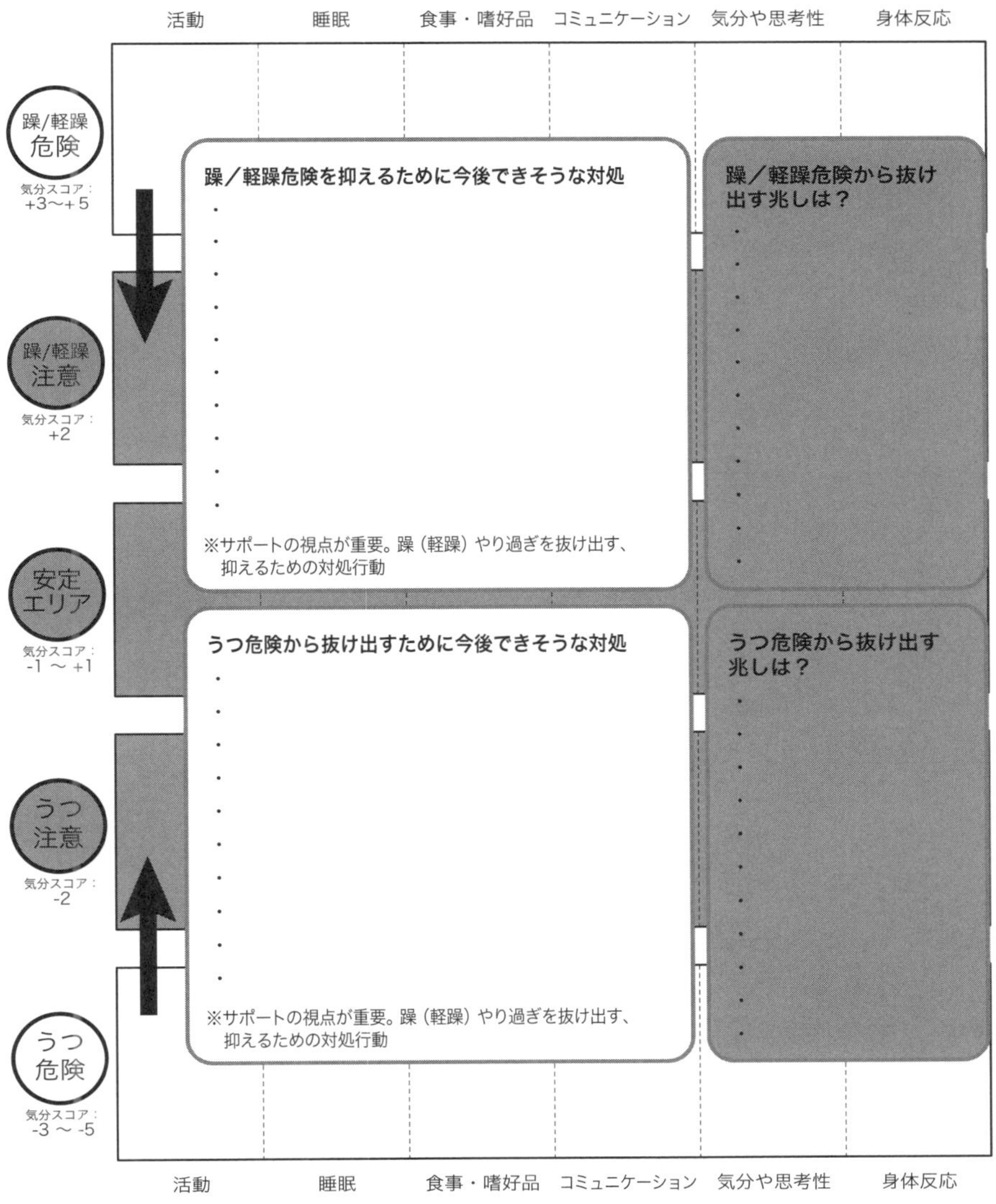

双極症は思考にも影響を与えるため、思考を介さずにできることを事前に具体的にすることが大切です。先の例でいえば、音楽を聴く場合は「Youtube のお気に入り再生にある、川の流れる自然音のBGMを聴く」とあらかじめ何も考えずにできることを決めておきます。

さらに、危険な状態では、**「他人の助けが得られているか」**も重要な視点です。無理して一人で対処しようとすると、さらに症状が悪化してしまいます。もちろん、人に頼るのが苦手な方もいると思いますが、いざという時に頼れる体制を整えておくと、安心材料となりますし、実際に悪化した時も回復が早まります。

頼る相手は、友人や配偶者だけではありません。通院していれば、主治医も相談相手です。その際、「誰に頼ろうか」と悩んでいるうちに行動できなくなることが多いため、具体的に頼れる人を書き出しておくことをおすすめします。「相談する」と書くより、**「○○さんに電話で相談する」と手段も含めて具体的に書く**と、行動しやすくなります。

また、サポートしてもらえる人が思いつかない場合は、この機会に新たに関係を築いていくのもよいでしょう。私もある時から、人との付き合いを「広く浅く」から「狭く深く」に変えることで、頼れる相手が増えていきました。時間はかかりますが、関係づくりはいつからでも始められます。

少し話はそれますが、一般的に家計簿には「交際費」という項目を設けていると思います。しかし、以前の私は人との関わりについては軽視しており、その項目を不要だと感じていました。しかし、今では人との関係を築く重要性に気づき、交際費の予算を組むようになりました。**予算を確保しておけば、「今月は誰と関係を深めるか」を計画的に考えることができます。**

「躁/軽躁危険」や「うつ危険」な状態から「抜け出す」だけでなく、「回復の兆しを掴む」視点をもつことも重要です。自分にとって回復の兆しとは何だったのか振り返ることで、永遠に続くと思っていたつらい状態にも終わりがあると実感できるでしょう。この気づきは、つらい状態に向き合うための重要な手がかりになり、その後の回復も早まる可能性があります。

回復の兆しはふとした瞬間に気づきます。私の場合、うつ状態では何日も布団から出られなくなりますが、そのうち布団に横になることに疲れを感じ始めた時、それが回復の兆しだと気づきました。また、何日も歯磨きをサボっていて、ふと口の中の汚れが気になり始めた時、何日も着替えていないパジャマがどうしても着替えたいと感じた時、回復に向かっているサインだとわかりました。

逆に、軽躁状態が落ち着いてくる兆しとしては、頓服薬なしで6時間以上眠れるようになったり、頭の中のアイデアが少し落ち着いたりすると気づいた時、軽躁状態が落ち着き始めてたサインだとわかりました。

あなたも自分の回復の兆しとは何か、ぜひ書き出してみてください。

図4-32　躁／軽躁危険・うつ危険から抜け出す兆しとは

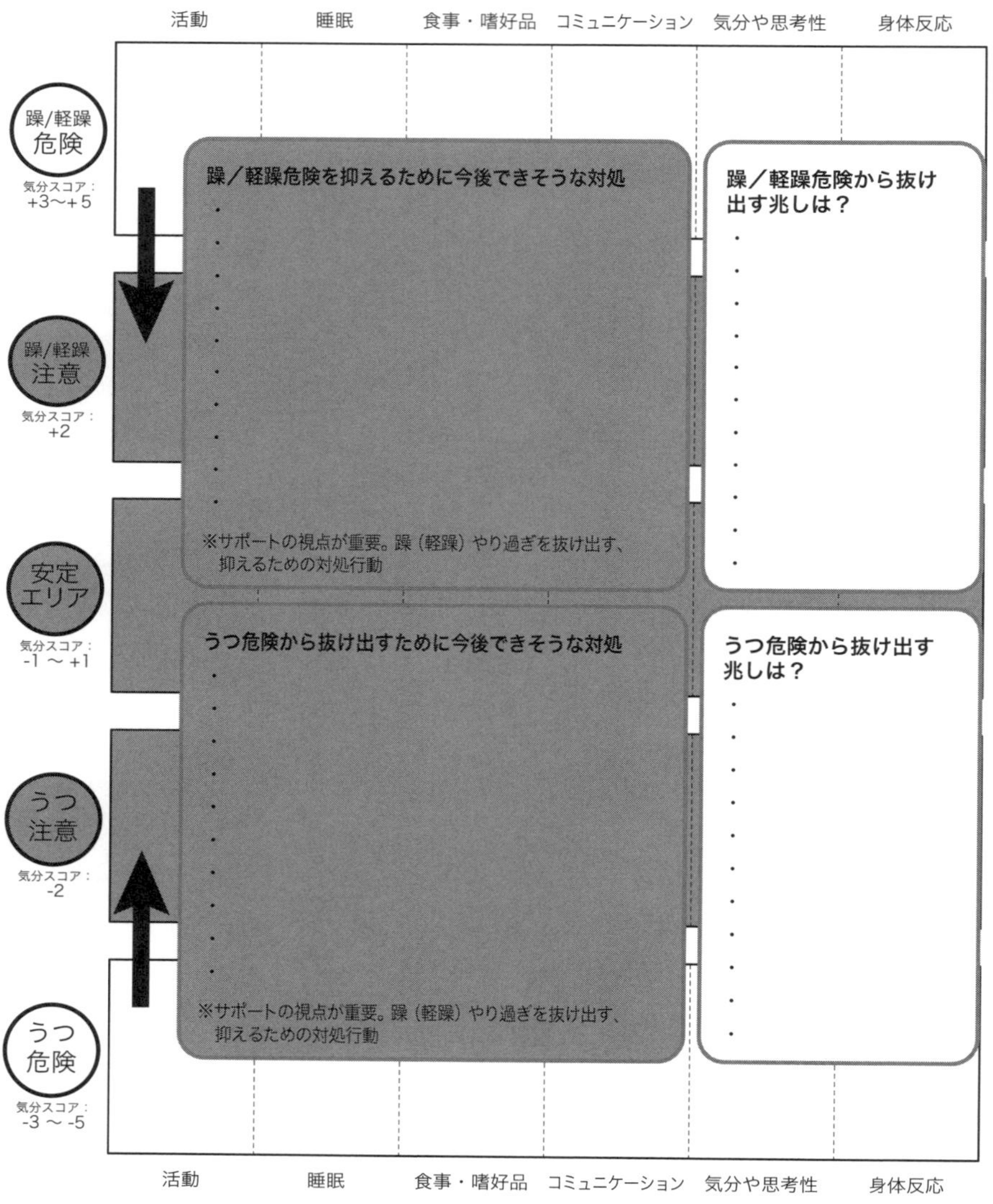

安定エリアをキープする

最後のワークは、安定エリアを維持するためのシート作成です。今までは段階ごとに、その状態と対処を考えてきました。今回は、そもそもあなたにとっての「①安定エリア」とはどんなものかを改めて確認して、それをキープするためにできることをまとめていきます。

ここでは、安定時には自然と取り組めているのに、気分が不安定になるとやらなくなってしまうことを洗い出し、意識的に取り組めるようにしていきます。

具体的には毎日したほうがよいこと（歯みがきなど）、週1回ぐらいするとよいこと、年1回だとよいことをそれぞれ書いていきます。各項目の難易度と、取り組むことで期待できそうな効果も考えていきます。

毎日するとよいこと（松浦の場合）

- 寝起きに7時間前後の睡眠時間になっているかをスマートウォッチで確認する（難易度：易、期待効果：◯）
- 朝食はサラダチキンとバナナを食べ、コーヒーを飲む（難易度：易、期待効果：◯）

図4-33　安定エリアを維持するためのシート

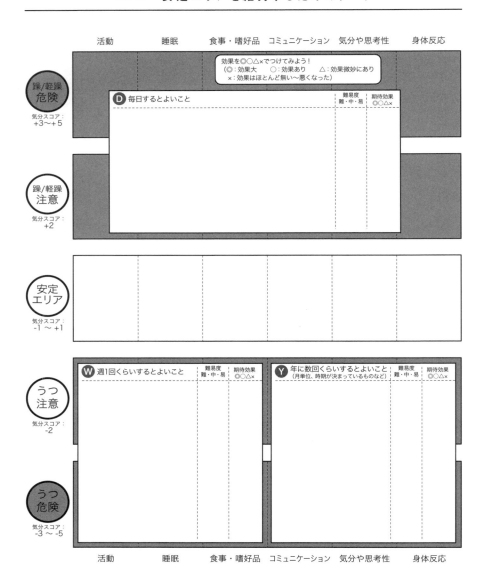

・仕事開始までに20分歩く（出社なら通勤途中で、在宅ならウォーキング）（難易度：中、期待効果：◎）

ちなみに、毎日するとよいことを書く時は**現実的に可能な数に絞るようにしましょう**。毎日するとよいことがたくさんあると、できない時に、調子が悪いと判断し結果的に体調を崩してしまいます。**多くても5～6個に絞って優先順位をつけるといい**でしょう。

次に週1回の例は以下の通りです。

週1回するとよいこと（松浦の場合）

・週末はお気に入りの喫茶店でモーニングを食べる（難易度：易、期待効果：◯）
・一食は自分で料理をする（難易度：中、期待効果：◯）
・自転車で30分以上かかる場所に出かける（難易度：難、期待効果：◎）

「毎日はハードルが高いけれど週1回であればできること」を挙げてみましょう。**うつ対策として旅行するなどのリフレッシュする視点と、躁や軽躁対策としてリラックスする視点も大切**です。

また、安定した状態を維持するためには、その日のストレスはその日のうちに解消することが大切です。ただし、仕事で疲れて帰宅した後に回復のための行動をとるのは難しいかもしれません。その場合は、「今週中に解消しよう」と考えると回復しやすくなります。

最後に、年に1回の例です。

年数回するとよいこと（松浦の場合）

・半年1回、地元の友人と会う（難易度：中、期待効果：◯）
・年1回、音楽ライブに行く（難易度：中、期待効果：◎）
・年1回、旅行に出かける（難易度：難、期待効果：◯）

このシートを見返せば、「安定エリアを保つために必要なこと」がわかります。

これらを注意点として、これらをすべて「楽しいことやテンションの上がること」にしてしまうことがよくあります。楽しいことばかりだと、躁／軽躁状態への刺激にもつながってしまうので注意が必要です。

もちろん対処法として楽しむことを挙げても問題ありません。

私もMr.Childrenが大好きでチケットが取れればライブには必ず参加しています。しかしこれだけだと躁／軽躁状態へのスイッチにもなりかねないので、必ずライブの前後1日は有給休暇を使ったり業務量を減らすなどクールダウンにあてるようにしています。

自分だけの双極トリセツになるよう常に更新する

この「双極トリセツ」は、症状やストレスに対する反応を段階ごとに分析して、対処方法を明確にしたものです。**今回作成した双極トリセツは、働き続けるためにの第一版、初稿だと考えてください**。

双極トリセツを作成するにあたっては、埋められない箇所があったり、実際に取り組んでみてもうまくいかないことがあるかもしれません。しかし、そこで双極トリセツを使えないと判断するのではなく、「実行→振り返り→計画」というサイクルを回すことが重要です。

日々この双極トリセツを実践し、うまくいかない場合は振り返り、新たな方法を考え、また試してみてください。この双極トリセツは一回作って終わりではありません。**働き続けるための大切な相棒として育てていくものです**。

最後に、松浦の「コンディションシート」を改めて紹介します。「双極トリセツ」の具体的な対処については、本書の2章、3章をご覧ください。双極症は個人によって症状や対処法が異なるため、一つのマニュアルで全てをカバーすることはできません。しかしこの「双極トリセツ」はあなただけのヒントやアドバイスが詰まっています。日々の変化や新たな発見を取り入れながら、自分にとっての最適な方法を見つけていきましょう。

図4-34　コンディションシートの記入例（松浦の場合）

	活動	睡眠	食事・嗜好品	コミュニケーション	気分や思考性	身体反応
躁/軽躁 危険 気分スコア：+3〜+5	歩数 週平均15,000歩以上 仕事外で人に会う　週2,3件、同日に入れる事も	週平均4時間未満→寝付けない。イライラする	1日2食でも問題ない（空腹を感じない）。日によっては1食になる	話量のバランスは相手:自分=3:7 攻撃的な物言いが増える	寝起きの思考、起業したい、など普段は考えない突飛な発想が浮かぶ	とても身体が軽い。身体を動かす負荷を全く感じない 無意識で歌を歌う
躁/軽躁 注意 気分スコア：+2	歩数 週平均7,000~8,000歩 →突然ある日12,000歩を超える 仕事外で人に会う　週1件	週平均5~6時間→6時間を切る日が出てくる	1日3食食べるが、土日は食を抜く日が出てくる お菓子を食べない日がでてくる	話量のバランスは相手:自分=4:6 話しながら次に話すことを頭の中で考えてしまう いじわるな発言が増える	寝起きの思考、早く仕事をしたい、と気が急いている感じ	頭が熱い 無意識に口笛が出る 心拍数が高まる(60回／分以上)
安定 エリア 気分スコア：-1 〜 +1	歩数 週平均5,000~6,000 仕事外で人に会う　週1件	週平均7時間前後 中途覚醒はあるがすぐ寝付ける	1日3食食べる 勤務日の夕方にお菓子1つ食べる	会話していて話量のバランスは相手:自分=6:4 しっかり相手の話を聴いてから自分の言いたいことを言う	寝起きの思考、「ちょっと前向きに仕事をしようと思えてる」〜「少し面倒で会社に行きたくない」の間にいる	特に身体反応は自覚しない
うつ 注意 気分スコア：-2	歩数 週平均3,000~4,000歩→土日だと1,000歩以下の日も出てくる 仕事外で人に会わないorドタキャン	週平均8−9時間　→土日に2時間以上の昼寝をする日が出てくる	1日3食食べる 普段は選ばないお菓子を買って食べる。大きめのチョコやポテチ	話量のバランスは相手:自分=7:3 自分が話していいのかといった自責の念が出る 目線が合わせられなくなる	寝起きの思考、会社をどう休むかといった思考が支配しはじめる	どんより重い、上から押し付けられるような感覚
うつ 危険 気分スコア：-3 〜 -5	歩数 週平均2,000歩→仕事を休みだすので通勤しない 予定も入れない	平均10時間以上。会社を休むと1日中寝ている	1日3食食べる、日によって4食 お腹が空いてないが何か食べたくなる	人と話すこと自体が辛い	寝起きの思考、起きるのも辛い寝ていたいといった状態。働ける状態にない	背中が痛い(寝すぎた結果)

活動　睡眠　食事・嗜好品　コミュニケーション　気分や思考性　身体反応

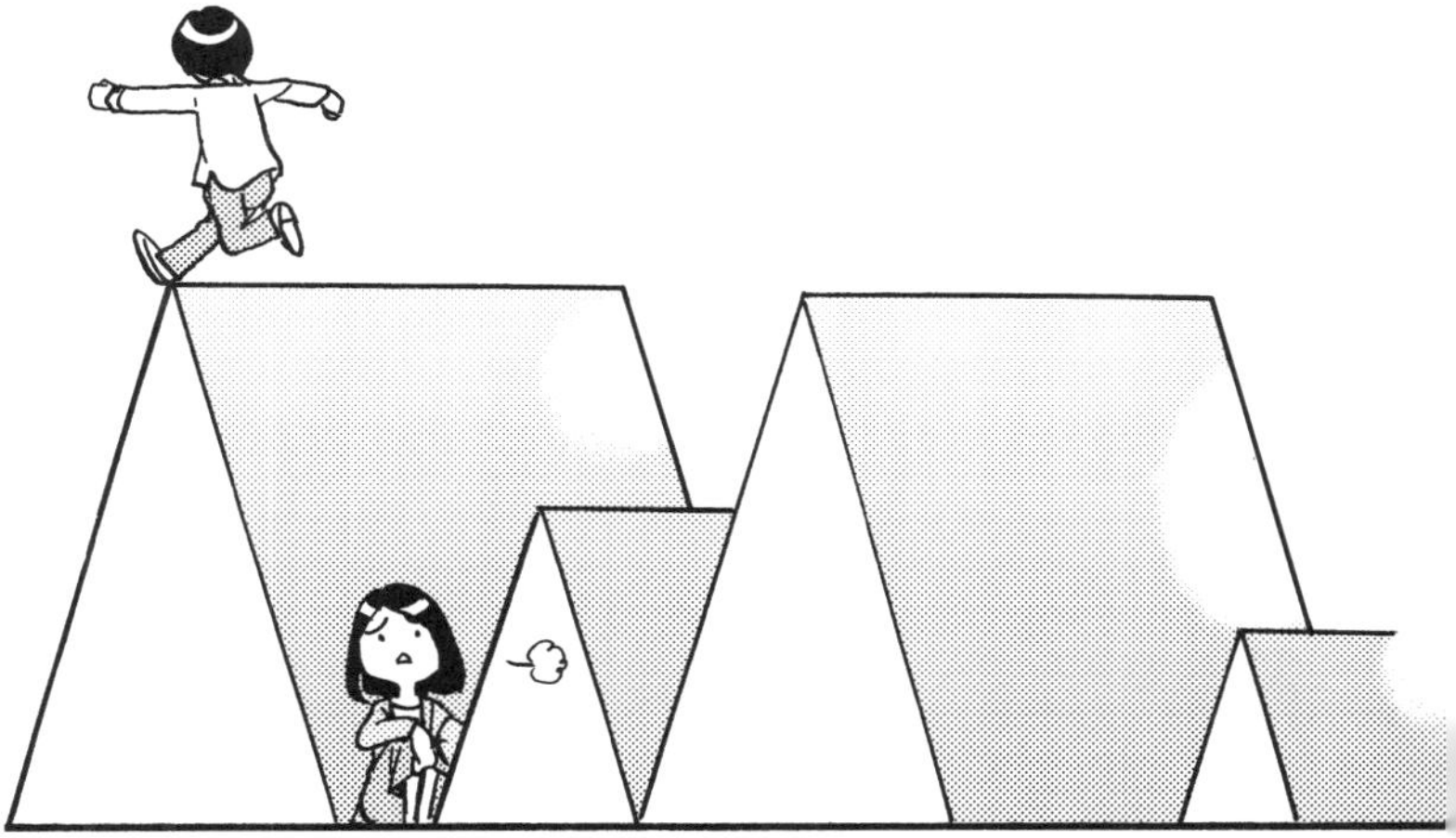

第 5 章

躁うつの波と付き合いながら生きていく

この章では、双極症と10年以上付き合い続けていく中で生まれた葛藤や疑問について、私なりに考えて導いた答えを紹介します。

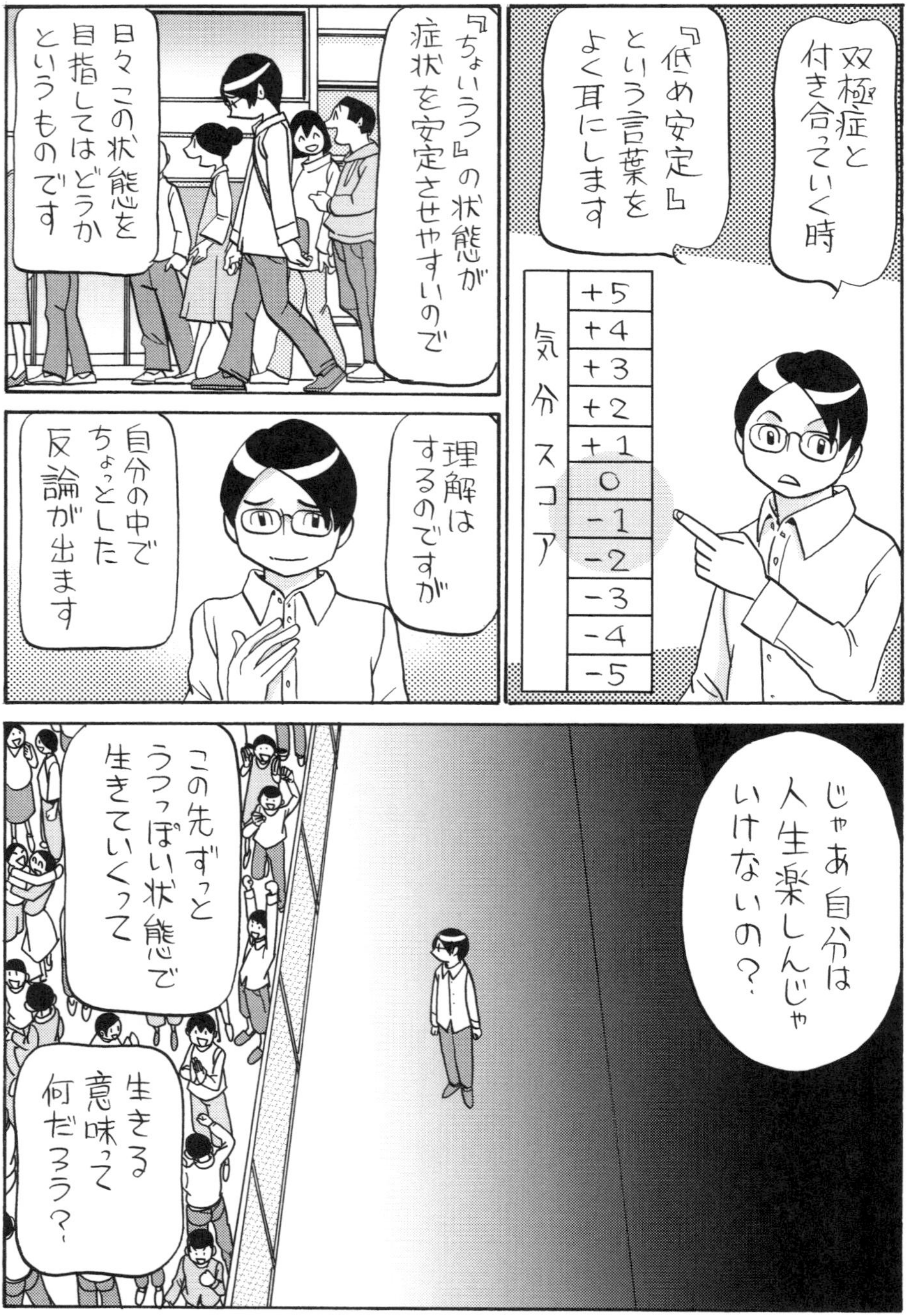

双極症と付き合っていく時
『低め安定』という言葉をよく耳にします
気分スコア
+5
+4
+3
+2
+1
0
−1
−2
−3
−4
−5
『ちょいうつ』の状態が症状を安定させやすいので
日々この状態を目指してはどうかというものです
理解はするのですが
自分の中でちょっとした反論が出ます
じゃあ自分は人生楽しんじゃいけないの？
この先ずっとうつっぽい状態で生きていくって
生きる意味って何だろう？

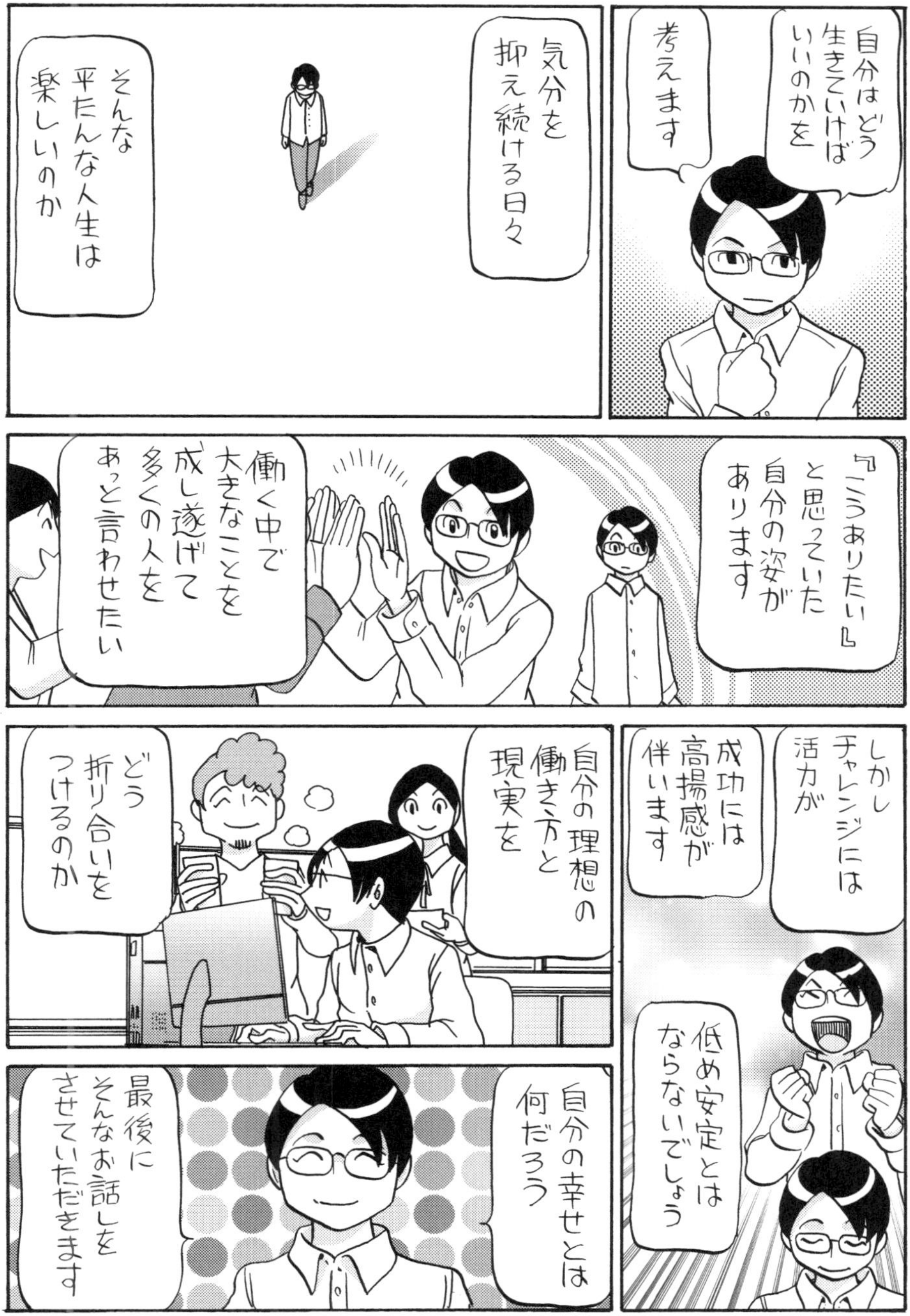

自分はどう生きていけばいいのかを
考えます
気分を抑え続ける日々
そんな平たんな人生は楽しいのか
『こうありたい』と思っていた自分の姿があります
働く中で大きなことを成し遂げて多くの人をあっと言わせたい
しかしチャレンジには活力が
成功には高揚感が伴います
低め安定とはならないでしょう
自分の理想の働き方と現実を
どう折り合いをつけるのか
自分の幸せとは何だろう
最後にそんなお話しをさせていただきます

ちょいうつを受け入れながら働く

「躁うつ病の人はちょっとうつっぽい方がうまくいく」

これは、双極症と診断されてしばらくして、精神科医の先生の講演で耳にした言葉でした。実際、さくらこころのクリニック院長の南中《みなみなか》さくら先生の著書「みんなの双極症」（合同出版、2021年）にも、「主治医から『低め安定』を提案された方は多いと思う」という記述があります。

4章の「気分スコア」と「コンディションシート」では、「ちょっとうつっぽい」は−1を指すと説明しました。それは安定エリアの範囲内のうつ寄りの状態と考えられます。

私が冒頭の言葉を知った時**「人生、もう楽しんじゃいけないの？」**という考えがよぎりました。ちょいうつ状態で症状は安定するかもしれないけど、**うつっぽいまま生きるって生きている意味あるの？**と。

ただ、年数が経過するにつれて考え方は変わり、今は「ちょいうつ」を受け入れて働くことができています。

変化した背景としては、双極症の症状をコントロールしている感覚を持ちやすいのがちょいうつ状態だったと気づいたことです。

以前は、安定エリアの中でも気分スコア±0の完全にフラットな状態を目指していました。

しかし、気分の波を安定させることだけに着目して試行錯誤するうちに、そもそも、フラットとはどんな状態を指すのかわからなくなりました。「今の私の気分は上がっているのか、下がっているのか」と日々悩んで余計に病気に囚われてしまったのです。

私は双極症Ⅱ型なので、軽躁危険の状態までは上がり切らない軽躁注意、気分スコアでいえば+2の状態をキープして乗りこなせると、仕事もプライベートもアクティブにできるはずだ、と想像した時期もありました。

ただ、軽躁状態の時でも自分を客観視できている時もあれば、俯瞰《ふかん》できなくなって、気分の波にのまれてイライラが強くなる時もあります。

軽躁状態を乗りこなすとは、暴れ馬にまたがり続けるようなものです。一瞬乗ることはできても継続して乗りこなすことは至難の業であり、**飼い慣らそうとする発想自体が危険である**と考えなおすようになりました。

「みんなの双極症」では、「低め安定」を目指そうと提案する医師が多い理由として以下の2点を挙げています。

①抑うつ状態より、軽躁・躁状態のほうが患者の不利益が大きいから
②抑うつ状態への移行より、軽躁・躁状態への移行のほうが速やかに起こりやすいから

特に②について、私も経験上、軽躁は油断するとあっという間に上がってしまい、うつ状態は自覚はしているけど止められず、徐々に落ちていくという感覚があります。

この「徐々に」の部分を早めに捉えて、これ以上「落ちていく」のを止めて、低めのまま安定すればいいというのが今の私の考えです。早めに捉える、進行をとどめる方法を検討したのが4章のトリセツ作成です。

また、双極症はうつ状態でいる期間が圧倒的に長いともいわれています。双極症Ⅱ型患者86名を平均13〜14年にわたって経過観察した研究では、抑うつ症状を伴う期間は50％に及ぶというデータがあります。

全体の半分の期間がうつ症状になりうるという事実に「半分もうつだから人生お先真っ暗だ」と悲観的に考えるか、「半分がうつだとしたらその期間でも少しでも生きやすくできないか」と前向きに考えるか。

私は後者の生き方を目指したいと思いました。

その取り組みが、4章でふれた、気分スコアを含む日々の気分を記録したり、「躁／軽躁注意」「うつ注意」に早めに気づくワークに取り組むことでした。

また、「淡々と」を合言葉に日常を過ごすという方法もとっています。ちょいうつの、少しイヤだなと感じる感覚が付きまとう日々を過ごすのは簡単ではありません。精神的につらくなりますが、そういうときこそ「淡々と」と自分に言い聞かせたり、口に出しています。

私のイメージですが、**「淡々と」という言葉には、感情を横に置いてとりあえず行動する意味があると思います。**自然と活動性が上がり、イヤな気持ちも気づけば薄れたりします。

みなさんも「淡々と」に変わる、少し気分が落ち込んでいる時に効く、自分だけのキーワードを考えてみるといいでしょう。つらい気持ちを受け流すための合言葉のようなものです。

私はちょいうつを基準に日々生活し、今の職場では休職なしで勤続13年目に突入しました。今になって思うのは、双極症の私のちょいうつ状態は、双極症ではない人にとってのフラットな状態なのかもしれないということです。双極症に限らず、日々嫌なことが頭をよぎらない状態なんて本来はないことです。そもそもそれ自体が日常と考え直すのもありかもと考えます。

気分の波がない人生は暗いのか？

４章でお伝えした**双極症の対処のポイントは、簡単にまとめると「上がれば抑え、下がれば持ち上げて、安定エリアに戻していくこと」**です。

ただ、この状態に取り組み続けた先は、気分を平板化させて気分の波がない凪《なぎ》のような人生を過ごす、暗くつまらない未来を想像してしまうかもしれません。

安定エリアである気分スコア–1〜+1におさまる人生は果たして幸せなのか。
その問いに対して何かしらのヒントになればと、私の体験をつづってみます。

私は人生で初めて、リヴァでのトレーニングで薬物治療と並行しながら、「軽躁症状が現れた時に活動をセーブすること」に取り組みました。

トレーニングの結果、それまでは軽躁を経た後は長いうつ症状がやってくるというサイクルでしたが、うつ症状が現れても、調子が戻る時間が以前よりも短期間になりました。トレーニングを受ける側からリヴァの社員に立場が変わっても、治療とともに自己観察と対処しながら仕事に取り組むようになりました。そして大きな気分の波もなく安定して入社から1年間、継続勤務できたのです。

ただ、この1年間もやりたいことやチャレンジしたいことへの衝動を抑え続けていました。軽躁時に症状を抑える過程で「もう新しいチャレンジができないのか」という疑問が何度も浮かびました。

しかし1年間、気分の波や体調を毎日記録し、症状の予兆を掴んで対処できるようになってきた時、ふと気づいたことがありました。

それは、**軽躁の予兆を把握して症状を抑えれば、「何かに挑戦することはできる」ということでした。**ただし、**大きな挑戦ではなく、少し頑張れば達成できる程度の「ちょっとした挑戦」**

という条件付きです。

そこで私は自分の人生において「ちょっとした挑戦」の一つ目として、産業カウンセラーという資格取得を目指すことにしました。この書籍でも紹介した、半年近くの予定を立て、スモールステップという負荷を下げる工夫によって、挑戦のハードルを低くして、無事取得できました。

時は経て今の会社に入社して6年目のある日、会社の代表から呼び出され、こう告げられました。

「松浦さん自身のことをもっと発信してみてはどうだろう？　失敗と考えている経験も全て価値になるよ」

この言葉をきっかけに、双極症と付き合いながら働く当事者として、ネット上で発信することにしました。

また、同じ時期に自分史をまとめてｎｏｔｅで公開したところ大きな反響をいただきました。さらに、定員8名の小規模から当事者会を始めたり、10～20名の方の前で講演会に登壇するなど、「ちょっとした挑戦」を積み重ねていきました。

そして、双極はたらくラボのメディアの立ち上げ、双極事業部という部署の設立、双極症の就労支援に特徴がある事業所の立ち上げとさまざまな挑戦をしてきました。

入社1年目の私からすれば、現在取り組んでいる就労支援事業所の立ち上げは無謀なチャレンジに見えるかもしれません。長い計画の中で、軽躁状態になって無茶なスケジュールで押し進めていたかもしれませんし、そうかと思えば急にうつになって計画が崩れていたかもしれません。しかし**今は、自分の症状をあらかじめセーブし、物事をスモールステップで進めているので、発症時には到底できない事業にチャレンジすることができています**。

これはあくまで私個人のケースですが、薬物治療をベースに、症状をコントロールし、病前とは違う新しい「自分らしい働き方」を積み重ねれば、未来を明るくできるのではないかと考えています。

症状が落ち着き、症状をコントロールできたらやってみたいことや、自分にとってのチャレンジとは何か考えてみるのも未来を明るくする一歩だと思います。

双極症の症状は「私らしさ」なのか

「双極症の治療をすることで、自分の良さが消えてしまう」という恐怖を感じたことはありませんか?

この書籍の帯にもコメントを寄せていただいている、実業家で双極症当事者のハヤカワ五味《ごみ》さんにインタビューする機会がありました。

その際に印象的だったのは、双極症の症状と「私らしさ」との葛藤についてのお話でした。

「いろいろなものへ面白がれる力とか、興味を持つ力は、治療を始めたら減るんじゃないかと思っていた」「この起業家精神たるものは自分の双極症から来ているんじゃないかと思っていたから、治療が怖かった」

双極症の症状は、気質と分かち難《がた》い部分もあり、どこまでが本来の自分でどこからが症状かと悩みやすいものです。

私も、軽躁の状態を自分のベストな状態と考えて生きてきました。ベストな状態（軽躁状態）と自分らしさはほぼ同列であり、症状があるから自分らしさがあるのだと考えていました。

私の知り合いの双極症Ⅰ型の当事者で芸術家をしている方は「躁状態のインスピレーションを活かしたいから、服薬はしていない」と話されていました。もちろんこの考えも、その人が決断した生き方の一つであると思います。

私は治療をすることで私らしさやよい部分が消えたのかというと、そうではないと考えています。むしろ、**過去の私らしさの度合いが減って、生きやすい私らしさの比率が増えた**と考えています。

ここでの「過去の私らしさ」とは軽躁状態によるパワーを活用して一気にプロジェクトを進めていく私です。もちろん、そのような私が完全に消えてしまったわけではありませんが、今は軽躁ほどではない状態で、適切なタイミングでパワーを出すようにしており、その姿は周りを圧倒しない程度になっています。

「生きやすい私らしさ」とは、新しい自分を指します。日常生活では「淡々と」を合言葉にしているため気分が上がったり下がったりすることが少なくなり、人付き合いも続けやすくなりました。仕事でも大きな穴を空けることがなくなり、生活の困難さを感じることがかなり減っています。私はこの新しい自分のほうが、仕事やプライベートでの人間関係も増えていると感じています。**新しい私らしさの良い部分が、より生きやすさをもたらしています。**

冒頭で登場したハヤカワ五味さんとのインタビューでは、「治療後も興味を持って取り組む姿勢は変わらなかった。しかし、無謀なことや破滅的なことはしなくなり、アグレッシブでありながらバランスの取れた人になっている。このスタンスの方が好き」と話されています。

治療前にあったあなたらしさと、今のあなたらしさはどのように違いますか？　症状によってそれは変化したのか、新しいあなたらしさを発見したのか考えてみてもいいかもしれません。

「縁を切る」から「縁を繋ぐ」へ

「双極症の気分の波」と「人との関わり」は密接に連動していると感じます。

私が社会人になった当初は、人と出会いながらも、そのたびに縁を切り、人間関係をリセットすることを繰り返してきました。過去の職歴を振り返ると、いつも軽躁状態で入社し、最終的にはうつのどん底状態に陥り、出社もできないまま離職するという悪循環に陥っていました。

人との縁を切る時は、誰かに何か言われたわけでもないのに「うつで仕事を休んだ自分はダメだ」と自分を責めたり、「職場に迷惑をかけて、合わせる顔がない」と罪悪感に苦しんできました。

さらに状態が悪化すると、「誰とも会わずに逃げたい」と考え、その結果、実際にそのような行動をとってしまうことがありました。

お世話になった上司や同僚にさえも、メール1本で最後の挨拶を済ませ、返信は未開封のまま。送別会が開かれないように、逃げるように退職してきました。

プライベートでも、軽躁時はセミナーや交流会などに参加してたくさん繋がる一方で、不調の波に当たると適当な理由を付けて断っていました。それが積み重なるとさらに疎遠になって、気づけばＳＮＳ上には何百人、何千人ものフォロワーがいるのに、直接のやり取りはゼロになっていました。

ある時期までは「私の性格に問題があるから仕事や人間関係が長続きしない」と思っていましたがある時それは、双極症から生じる気分の浮き沈みが強く影響していることが分かりました。症状との付き合い方が分かってからは、**人との関わりの捉え方も「人とのご縁こそ、今の自分を作っている」と考えを改めました。**

現在勤めているリヴァも人とのご縁が繋がって入社できました。友人の紹介で勤めた前職の会社で人事担当だった青木さん（現リヴァ役員）の助言で受診し、自分が双極症を患っていることに気づくことができました。

また、前職で直属の上司だった伊藤さん（現リヴァ代表）が立ち上げた社会復帰サービスの利用をすすめてくれて、その後に社員に誘ってもらい、13年以上勤務し続けています。これらのどのご縁が欠けても、今の自分は存在しないでしょう。

私の言動によって壊れてしまった関係もあり、それらを戻そうとするのは難しいですが、少なくとも今からのご縁は大事にしようと考えています。

また、大勢の人が集まるセミナーの場でも「この人だ！」と思った人とだけ深く話すようにしていて、タイミングをみて病気についても打ち明けつつ、**背伸びしない〝等身大〟の人間関係を築けるようになりました。**

知り合って早いタイミングで病気のことを話すと、調子が悪くなった時にも正直に話せるので罪悪感がなく、理由を理解した相手の方も、たいてい快くスケジュールの再調整に協力してくれます。今後もこのように、細く長くご縁をつなげていければと思っています。

ありがとうと言葉にしてみるでも、何かちょっとしたプレゼントをするでも、ご縁を自ら繋ぐ工夫を何か一つしてみてもいいかもしれません。

最後に余談ですが、私は縁結びの神が祀られた「出雲大社」から徒歩圏内の場所で生まれました。ご縁を大事にしたい気持ちは生まれた場所からもゆかりがあるのかもしれません。

人生最悪の事態でも立ち直れたわけ

2023年、**私が生きてきた中で最もショックな事柄が立て続けに起き、正直「終わった」と思いました。**

過去に経験したことのない、私の気分を大きく揺さぶる出来事が重なって襲いかかりました。両親と祖母が立て続けに亡くなったりそれ以外でもプライベートでショッキングな出来事が続きました。

2023年は継続勤務も12年目で、引き続き順調に進んでいくはずでした。

将来への不安から、気分や思考がネガティブになって止まらない感覚になりました。

ただ、それと同時に私を俯瞰してみているもう一人の私が、**「いや、このまま潰れるわけにはいかない。今まで積み重ねたことをまずやりつくそう」**と覚悟を決めた声をかけていました。

ギリギリの状況でも、冷静さを保っている自分に驚きました。

「これ以上大変なことは起こらないだろう。この苦難を乗り越えたら、大きな自信になるはずだ」と思いながら、これまでリヴァで学んだ工夫を総動員して対処することにしました。主に、2つの対処法を実践することにしました。

1つ目は身近な人にサポートを求めることです。立て続けに起こる出来事を前に一人で立ち向かうのが難しいと感じたため、信頼でき相談に乗ってくれる人を書き出し、立て続けに連絡をとって予定を決めていきました。

オンラインや電話で話したり、直接会ったりして、とにかく現状と自分なりの理解を伝えました。普段はプライベートで相談することがほとんどなかった私が、2週間ほぼ毎日誰かに相談する状態になったのは、**人生最大の危機を乗り越えなければならないという切実な思いからできた行動でした。**

最初は言葉にするのもつらく話すだけでやっとでしたが、相手の反応や応答など客観的な視点によって冷静になれたり、言語化できてない思いを言葉にする手助けをしてもらったり、自分の中のモヤモヤした思いが消化されていきました。

何より、昔なら一人で抱えて潰れていってしまったのに、今の私の周りには急な声かけにも時間を割いてくれる友人や、真剣に向き合ってくれる人がこんなにも多く存在するのは驚きでした。社会人として生きるには自立して一人で戦えないといけないと考えていましたが、**実際は多くの人の支えによって自立できるのだというのがわかったのです**。

２つ目の対処法は、福祉にサポートを求めることでした。具体的には**障害者手帳（精神障害者保健福祉手帳）を取得すること**にしました。

そもそも、障害者雇用枠ではなく一般雇用の中で10年以上病気を開示しながら安定して就労していたため、手帳を取る必要性を感じていませんでした。

ただ、次に体調を大きく崩した時には、さらなるサポート体勢で基盤を強くしようと考えて手帳を取得しようと決めていました。そして、そのタイミングがまさにこの時でした。

手帳を申請するには、申請書や診断書などの必要書類一式を、市区町村に提出する必要があります。医師に現在の状況を伝え、手帳を申請したいと相談すると、主治医は受諾して申請書を準備してくれました。ただ、他の当事者の方の話では双極症の診断でも障害者手帳の申請は認めない先生もいるそうなので、双極症の診断で一律に申請が通るとは言い切れません。

診断書を発行するにはお金がかかります。また申請すればすぐに手帳を発行してもらえるわけではなく、申請に基づく審査を行うため2か月からそれ以上かかります。メリットとしては東京都在住であれば都営交通が無料になり、美術館や博物館も無料や割引があり、さらに税金の一部免除もあります。

厚生労働省のホームページにも「**精神障害者の自立と社会参加の促進を図る**ため、手帳を持っている方々には、様々な支援策が講じられています」と説明されています。うつ危険でダウン気味だったので活動することへのおっくう感は大きかったですが、「電車と美術館にかかるお金」は考えなくてよくなり、実際、外に出ることを促してくれました。

1章では、服薬をすることで、人生をハードモードからノーマルモードに変えられるという話をしましたが、**障害者手帳によって金銭的な面からも若干でもノーマルモードに近づけられます**。

しかし、これらの対処をしたらすぐに安定エリアに復活したわけではありませんでした。実際、調子が戻るまでには半年ほどの時間はかかりましたが、双極トリセツをもとに、うつ危険を初期段階で察知し、すぐに対応したことで、数日の欠勤程度で踏みとどまり、大きく体調を崩すこともありませんでした。

私のことを傍《はた》から見れば、日々働いて、YouTubeで発信して、こうやって書籍を書いたり、就労支援施設の立ち上げも準備してと、バリバリ働いている人に見えると思います。

ただ、表には出さなくても、気分の波と常に付き合い続け、予期せぬ自体が起これればその波は大きく揺れます。それでも自分なりの対処をして、穏やかに働ける状態を保っています。

穏やかさが症状によって脅かされても、元に戻す努力をして、再び穏やかに働き続ける。それが、私の今の状態だと思います。

自分らしく生きる「パーソナルリカバリー」という考え

双極症の発症をはじめとする人生の大きな転機を経て、私は常に「自分らしく生きたい」という思いを抱いています。双極症を発症し、症状に翻弄された時期を経て、双極症の症状と付き合いながら穏やかに生きられるようになった期間は、自分らしい生き方を再考する過程でもありました。リヴァのビジョン「自分らしく生きるためのインフラをつくる」に基づき、仕事を通じてこの考えを深めています。

日本うつ病学会総会で双極症の当事者として登壇した際、「自分らしさ」という概念が学術的な場でも扱われていることを知りました。特に杏林大学医学部精神神経科学教室の渡邊衡一《こういち》郎《ろう》先生の「双極症のパーソナルリカバリー」という考え方に強く惹かれました。

リカバリーは回復という意味ですが、このリカバリーにはさらに3つの要素があります。1つは症状や社会機能、認知機能の改善を指す**臨床的リカバリー**、2つ目は就労や自立生活の実現を意味する**社会的リカバリー**、そして3つ目は、当事者の方がなりたい自分を目指すプロセスを指す**パーソナルリカバリー**です。

パーソナルリカバリーでは、「プロセス（過程）」が重要です。ただ症状が抑えられた、仕事がスムーズに進んだという対病気という視点ではなく、**そこへ向かって歩んでいる姿そのものもリカバリーのうちの一つである**ということです。

英国ランカスター大学のジャグフェルド氏らは、双極症におけるパーソナルリカバリーに関するインタビューや論文の結果から、双極症の当事者がパーソナルリカバリーに至るプロセスを「POETIC（ポエティック）」という枠組みにまとめました（図5-1）。

この枠組みを知り、各々の項目は私にも当てはまると感じました。各項目における自分の今までの症状への取り組みや考えを当てはめると以下の通りになります。

「①目的と意味（Purpose and meaning）」では、双極症当事者として、「双極症と働く」に困る人に対して、自分らしく働くための方法を考え提供することを仕事としている。

「②楽観主義と希望（Optimism and hope）」では、双極症の症状をコントロールするコツをつかんできているので、今後も翻弄されずに生きていける。人生最悪の事態が起きても大きく体調は崩れなかったのでこれからも何とかなると思える。子どもの成長が何よりも希望。

「③エンパワーメント（Empowerment）」では、症状の早期把握と対処の管理を徹底している。服薬は手間にも感じるが効果を優先して朝晩決まった量を飲んでいる。

図5-1　「POETIC」

(Jagfeld G, et al.,Journal of Affective Disorders 2021,292,375-385より)

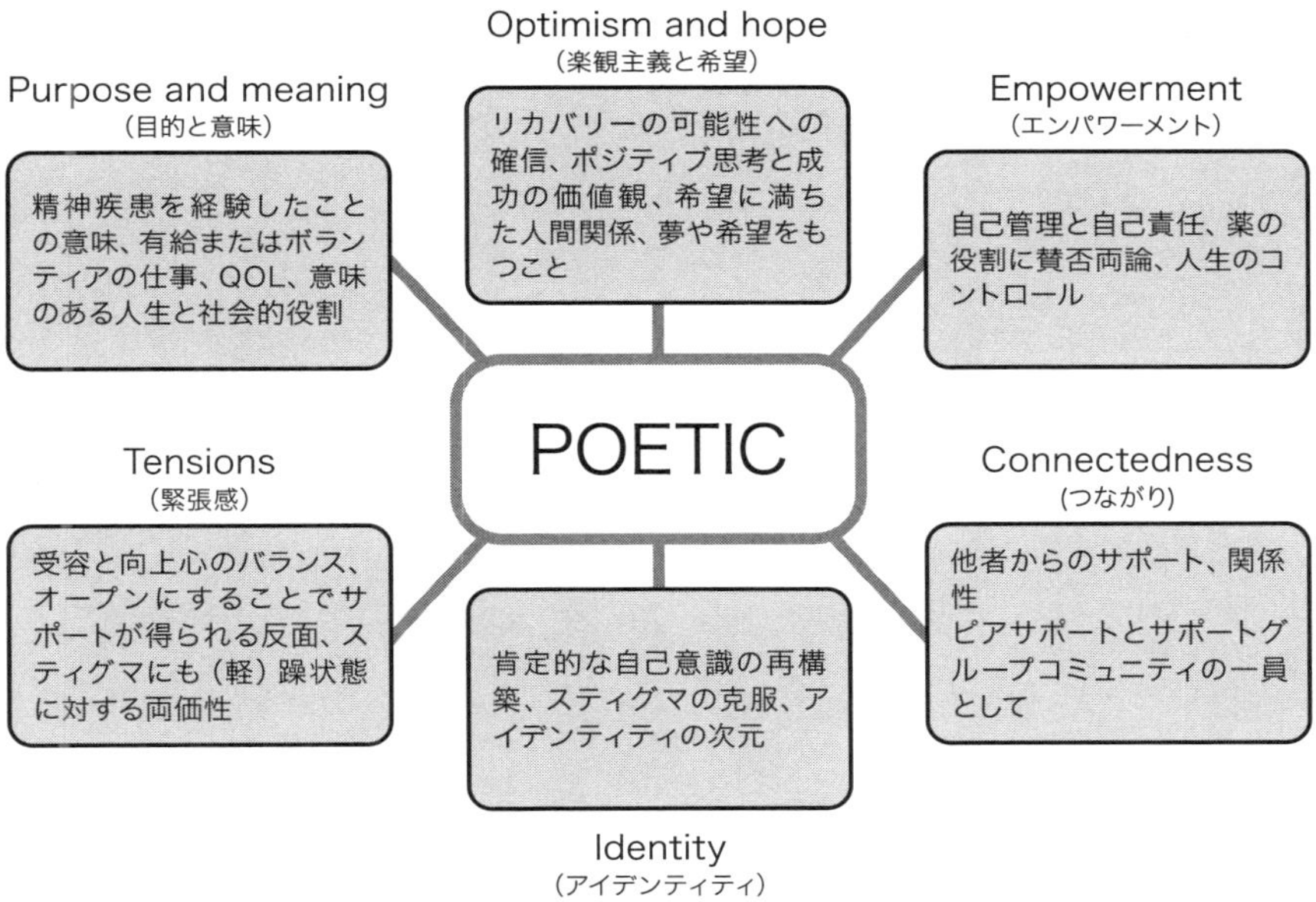

「④緊張感（Tensions）」では、両価性やバランスの問題は双極症の多くの当事者の方が抱えている。軽躁の勢いを使いすぎるとその反動があり、常にフルスロットルで生きられない中で、どう社会と折り合いをつけていくか悩みながら、自分なりのバランスはとる。双極症と開示することで、自分を支えてくれる人との深い関係を築くことを優先している。

「⑤アイデンティティ（Identity）」では、双極症に関するニュースを目にするたびに偏見を感じる時はあるが、私は周囲に必要以上の病名説明などはしない。あくまで私の一部が双極症であるため、社会で生きていくうえで必要最低限の開示をしており、それで問題なく生きている。

「⑥つながり（Connectedness）」では、職場でも福祉でも家族でも、多方面からサポートを受けている。また、当事者会を運営し、運営スタッフも当事者のため、会を運営し続けること自体が自分の体調の安定と双極症を通じた自分らしさに繋がっている。

このように、私の場合は、6つの項目全てに当てはめて考えられました。**もちろんPOETICの要素を全て満たすべきという話ではありません**。

私は病気を受け入れ、発症した自分自身に意味を見出し、それを仕事にしています。双極症当事者の中では、特殊な環境下にいるかもしれません。結果論として今の状態を分析したらPOETICに合っていたというだけで、症状に苦しんでいる当事者に「POETICに当てはめて、この状態を目指そう」と言いたいわけではありません。

私がPOETICを紹介したかった真意は、医師らが患者の症状の改善だけでなく、社会復帰の先に、自分らしい生き方という未来を見て関わろうとしてくれていることです。

まだ広く医師に伝わっている枠組みではありませんが、今後の医療側の関わり方の変化も期待できるかもしれません。

また、重度の精神疾患におけるパーソナルリカバリーとしては、CHIMI-D（チャイムディー）という枠組みで捉えられます。その内容は双極症とほぼ共通していますが、**双極症特有の要素**

として「緊張感（Tensions）」があります。

この「緊張感」という葛藤にどう向き合うか、正解はありません。しかし、自分なりの答えを見つけることが、双極症の回復において重要だと気づかされます。

私自身も、診断前は軽躁状態を元気な調子の良い状態だと捉えていました。しかし、診断後はその調子の良い状態が症状だと知り、深く落ち込みました。その後、時間をかけて自分なりの折り合いをつけ、今に至ります。

光と影、両方を抱えながら生きていく。

私がお会いしてきた双極症を抱える人々から感じる、人間としての深みは、もしかしたらこの葛藤から生まれるのかもしれないと考えたりもします。

●引用・参考文献

・加藤忠史「双極症 第4版：病態の理解から治療戦略まで」医学書院、２０２３年
・坂本誠＝監修「対人関係・社会リズム療法でラクになる『双極性障害』の本：治療の基本と自分でできる対処法」大和出版、２０２０年
・伊藤絵美「コーピングのやさしい教科書」金剛出版、２０２１年
・バスコ M.R.＝著、野村総一郎＝訳「バイポーラー（双極性障害）ワークブック 第2版』星和書店、２０１６年
・メアリー・エレン・コープランド M.E＝著、久野恵理＝訳「元気回復行動プランＷＲＡＰ」道具箱
・南中さくら「みんなの双極症：日常の悩みから最新知識まで」合同出版、２０２１年
・Jagfeld G, et al.,Journal of Affective Disorders 2021,292,375-385,
・渡邊衡一郎・坪井貴嗣・松浦秀俊・ゆま「当事者とともに気分症のリカバリーについて考える」『精神科臨床Legato　２０２４年4月号』メディカルレビュー社、２０２４年

巻末コラム

順天堂大学医学部
精神医学講座教授
加藤忠史

本文で述べられている通り、著者の松浦秀俊さんは、「双極はたらくラボ」というメディアの編集長であり、精神保健福祉士および公認心理師であり、そして双極症の当事者でもあります。

２０２１年に、「双極はたらくラボ」でインタビューしていただいて以来、学会のシンポジウム、世界双極症デー・フォーラム、テレビ出演など、いろいろとご一緒する機会があり、今や双極症の啓発活動といえば松浦さん、というほど活躍されています。

双極症当事者の方が書かれた本は多く出版されていますが、この本の特徴は、松浦さんの体験記という個別的な内容にとどまることなく、一般性を持った内容になっていることです。松浦さんによる双極症に有効な心理療法のエッセンスを凝縮したものといえますが、それに加えて、松浦さんご自身の経験に基づく、多くのライフハックも含まれています。

例えば、

・気分が高揚してイライラしやすい時は、あえてコミュコスト（コミュニケーションコスト）を上げて、情報量を増やすことで、イライラを減らす
・交流会では、過剰な刺激を避けるため、一人の人とつながればＯＫとする
・攻めの有休を取る（躁状態で仕事が進むときこそあえて有給休暇を取る）

・ネガティブな自動思考に囚われた時は、より合理的な思考ではどうなるのかをChatGPTに訊くなどは、双極症当事者に限らず、うまく仕事をするコツとして、誰にでも役に立つものではないでしょうか。

また、例えば、双極症の抑うつでは休むことは必ずしも解決策にはならない、といった助言は、松浦さんのご経験に基づくものだからこそ、重みがあると思いました。

私はいつも講演等で、双極症はうまくコントロールできれば働ける、と話しているのですが、双極症のある患者さんの中には、なかなか病気がコントロールできず、仕事に就けていない方も多く、こうした言葉がプレッシャーになってしまう場合もあります。実際に病気で退職することを繰り返した後に、落ち着いて仕事をされている松浦さんの言葉は、こうした患者さんの心にも、希望の光として、優しく届くのではないでしょうか。

双極症の方が働こうとした時、オープンで（周囲に病気のことを知らせて）障害者雇用で働くか、クローズで（周囲に病気のことを隠して）一般雇用で働くかの二者択一になっているのが現状です。

そんな状況の中で、松浦さんが立ち上げようとしている就労支援施設は、障害者雇用でなく、一般雇用を目指すそうです（詳細は「おわりに」）。このような高い目標を掲げている就労支援施設は聞いたことがなく、とても野心的な試みですが、それを実現してきた松浦さんだからこそ掲げられる目標だと思います。

松浦さんのプロジェクトが軌道にのり、双極症をオープンにしながら一般雇用で勤務することが当たり前の世の中になることを祈っています。

おわりに

ここまで読み進めていただき、本当にありがとうございます。私が双極症と付き合って働く中で得た知見のほぼ全てを注ぎ込みました。

「おわりに」では、読者の皆さんと共にだからできる、「双極症と働く」に関する取り組み、未来の話をさせてください。

改めて今の私が取り組んでいることから説明します。私はリヴァという会社で、双極事業部という部署を立ち上げ、**「働きたいと望む双極症の人が自分らしく働ける社会の実現」をビジョン**のもと、「双極症×働く」に特化した取り組みをしています。

主な活動はメディア「双極はたらくラボ」の運営。このメディアの始まりは、私が個人の情報発信や当事者会を運営する中で「双極症の『働く』に絞った情報が集約されている場所がない」と気づいたためです。2021年にWebサイトとYouTubeを開始して4年目に入ります。

メディアを運営することでビジョンの実現に向けて歩んでいる感覚はあれど、それだけでは足りないことも感じ出し、アクションも検討しました。

その重要な施策の一つが就労移行支援事業所「双極はたらくチャレンジ」の立ち上げ（2025年開始予定）です。

サービスの主な対象を双極症の方とし、一般雇用への挑戦も含め、当事者の方が望む自分らしい働き方に向け、ともに実現を目指します。福祉の制度を用いたサービス（就労移行支援）のため、利用される方の金銭的負担も軽くできます。

立ち上げの背景は、1年間で約150人の当事者の方から働くことに関する困りごとを直接伺ったことからでした。「働きたいが、自分に合ったトレーニング場所がない」「私には障害者雇用が合わないから一般雇用にチャレンジしたい」「躁うつの対処などをサポートしてもらえる体制がない」といった声があがってきたのです。

私も双極性障害と診断された後に離職し、同じ心境だったため、どうにか実現できないかと検討し、新サービスを立ち上げることにしました。

このサービスでは、**「躁うつの波と付き合いながら、一般雇用を目指す」というコンセプトを掲げています**。

障害者雇用には、単調で淡々と作業をこなす作業がメインの仕事は多くあります。もちろんそれらは、双極症の気分の波をコントロールするという点では刺激が少なく、生活リズムも作りやすいメリットはありますが、症状のコントロールがある程度できれば、次のステップとして、自分の能力を活かせる仕事や、より意欲を引き出せる環境に挑戦することが可能です。

このサービスを使って、双極症があっても一歩を踏み出すことができる、そうした思いを持って取り組んでいただけるよう、支援を提供することにしました。

また、障害者雇用に向けて就労支援する場所が増えている中で、**私たちがやる意味やビジョンを考えた末、他ではやっていない一般雇用を目指す場所を作ろうと決めました。**

当事者の方がさまざまな選択肢から検討していく中で、一般雇用で病気を開示して働くオープンという形もあれば、病気を開示しないクローズという形もあります。障害者雇用で配慮してもらいながら働くという選択肢もあります。「双極はたらくチャレンジ」は一般雇用を目指す方を主な対象としていますが、障害者雇用枠を希望する場合にもサポートします。ただ、入口の段階では「一般雇用を目指したい」と考えている方を主な対象と考えています。

このサービスは主に離職中の方が対象ですが、休職中の方で利用を希望される方でも、実際に体験していただいて、その方にマッチしそうであれば利用できる形にしたいと考えています（休職中の方はお住まいの地域の行政の許可が必要です）。

実はこの構想は、メディアを立ち上げた時のさらに2年前に一度考えていて、社内承認を得て準備段階まで進んでいました。

でも、いざ立ち上げようとした際に、「本当に自分がリーダーとして責任を持って形にできるのか」という不安やプレッシャー、症状の波もあって調子を崩してしまいました。そして、そのままプロジェクトは頓挫してしまいました。

その後、メディアを立ち上げ運営することで、人とのつながりが増え、双極症と働くに関する伝えたい情報を発信できる場を手に入れることができました。メディアを作ったからこそできることが増え、今は不安やプレッシャーよりも、立ち上げる使命感の方が勝っている状態です。もちろん、軽躁状態ではなく、穏やかな使命感です。

また**「双極はたらくチャレンジ」を研究と実践の場にしたい**とも考えています。実際、この書籍を監修いただいている高江洲義和先生と話を進めていて、琉球大学とリヴァで共同研究を行う予定になっています。

利用される方の同意を得たうえで、双極症と付き合いながら働く方にとって重要な要素の特定や、体調を整え就労に向けて必要なことが何かを研究していく。有効なものが分かれば、「双極はたらくチャレンジ」のプログラムに反映し、内容や質を上げていきたいと思っています。

一般雇用で、オープンで働ける事例も開拓し、それらを増やし、発信することも考えています。実際の事例を双極はたらくラボのメディアで伝え、企業側にも届けば「双極症の人でも一般雇用で働けるのか」と知ってもらうことができ、双極症をオープンにした形で一般就労の受け入れ先を増やすことができます。

また、双極症の就労支援に特徴がある就労移行支援事業所は全国で他にありません。ノウハウを必要としている他の事業所があれば、提供できればと思っています。

私たちは「働きたいと望む双極症の人が自分らしく働ける社会の実現」というビジョンを掲げています。「双極はたらくチャレンジ」は、その実現に向けた第一歩に過ぎません。今後もビジョンに沿って、必要な取り組みを進めていきたいと考えています。

ただ、私も双極症Ⅱ型の当事者ですので、ハイスピードで進めると続けるのが難しくなります。ペースは考えつつ、チームで協力して進めていこうと思います。

最後に皆さんにお伝えしたいのは、**みなさんが必要なタイミングで活用する存在として「双極はたらくラボ」を覚えておいてください**。

「検索エンジンといえばGoogle」「ハンバーガーといえばマクドナルド」のように、「双極症で働くといえば双極はたらくラボ」といわれる存在を目指しています。双極症を抱える方々が働くにあたって困りごとがある時に、真っ先に思い浮かべる存在になりたいです。

そうして多くの方々の悩みを聞き、私たちにできることを形にして解決していく。その先に、「働きたいと望む双極症の人が自分らしく働ける社会」の実現があると信じて、今後も取り組んでまいります。

最後になりましたが、本書の出版にあたり、多くの方々からサポートをいただきました。編集を担当いただいた前川千亜理さんが、Xで私を見つけて声をかけてくださらなければ、この書籍は実現しませんでした。ありがとうございました。

医療監修を快く引き受けてくださった高江洲義和先生、双極はたらくラボを初期から応援いただき、今回は解説コラムを執筆してくださった加藤忠史先生、パーソナルリカバリーについて懇切丁寧にご助言いただいた渡邊衡一郎先生、同じ当事者として書籍の帯に言葉を寄せてくださったハヤカワ五味さん、そして過去には私の双極症あるある漫画を担当いただき、今回も引き受けてくださったのんた丸孝先生。皆さんと共に書籍を作り上げることができたことを、心より光栄に思います。

リヴァの社内メンバーには、執筆途中のアイデア出しや添削、購入者特典の準備など、多くのご協力をいただきました。スペースの都合で全員の名前を記載できませんが、個別にお礼を伝えさせてください。

また、当事者コラムにご協力いただいたなるせさん、おさむんさん、みきてぃさんには当事者視点からのリアルな言葉をありがとうございました。

最後まで書ききるために、家族の支えも非常に大きな力となりました。

そして、リヴァ代表の伊藤崇さん、取締役の青木弘達さん。私はリヴァでのトレーニングを経て、双極症との付き合い方の基礎を学び、リヴァで働きながら実践することで、13年間休職することなく働き続けることができました。お二人がリヴァを立ち上げなければ、今の私は存在せず、この本も世に出ることはなかったでしょう。

お二人へのご恩を直接返そうとしても受け取ってもらえないと思うので、私が自分らしく社会に貢献することで、その恩返しになればと思います。

この場を借りて、皆さんへ、心より感謝申し上げます。

●著者略歴

松浦 秀俊（まつうら・ひでとし）

双極症II型の当事者。双極はたらくラボ 編集長、株式会社リヴァ双極事業部部長、精神保健福祉士、公認心理師。

2017年末に「会社で働く双極性障害の当事者だからこそできる」とWebでの発信活動を開始。Xフォロワー1.3万人以上、当事者体験をつづったnoteは累計30万PVを超える。「双極症で働くヒントがみつかる」がコンセプトのメディア「双極はたらくラボ」を2021年に立ち上げ、編集長に就任。現在、Webサイトは年間30万人以上がアクセスし、YouTubeは登録者が1.3万人を超えるメディアに成長させる。「双極症と働く」をテーマの当事者会を多数主催、参加者の累計は約1,000名を数える。2025年には双極症の就労支援に特徴があるサービスを東京都内で開始予定。上場企業や国立大学での講師経験、日本うつ病学会総会等での登壇経験もある。

●監修者略歴

高江洲 義和（たかえす・よしかず）

琉球大学 大学院医学研究科精神病態医学講座教授
2004年 東京医科大学卒業。同附属病院にて臨床研修。
2011年 東京医科大学精神医学講座 助教。
2013年 東京医科大学精神医学講座講師。
2018年 杏林大学医学部精神神経科学教室講師。
2021年 琉球大学大学院医学研究科精神病態医学講座准教授。
2024年8月より現職

LINE登録いただいた方に
本書を120%活用できる2大特典をプレゼント!

特典1

働く中での躁うつ症状と対処法152

本書の2~3章では、私、松浦ひとりの症状と対処法を紹介しました。しかし、双極症と付き合いながら働いている方は、他にもたくさんいらっしゃいます。そこで、152名の双極症で働く方にアンケートを実施し、仕事に影響を与える症状とその対処法をまとめました。本書と併せて読むことで、症状への理解がより深まり、自分にあった対処法を見つけるきっかけになるはずです。

特典2

双極トリセツワークシート

第4章で登場した「ライフチャート」や「コンディションシート」などのワークシートをダウンロードできます。実際にワークに取り組みたい方は、ぜひご活用ください。

双極はたらくラボのLINE公式アカウントを友だち追加し、
「双極はたらく本」とメッセージを送ってくださった方にプレゼントいたします。

LINE登録はこちらから

最後までお読みいただきありがとうございました。
本書と152名の事例、ワークシートが、あなたの働く上でのヒントとなれば幸いです。

▩ブックデザイン ....ベルソグラフィック（吉崎広明）

▩イラスト ....のんた丸孝

▩ Special Thanks ....山口恵里佳・佐藤祥子（株式会社リヴァ）

ちょっとのコツでうまくいく！
躁《そう》うつの波《なみ》と付《つ》き合《あ》いながら
働《はたら》く方法《ほうほう》

発行日　2024年 10月　5日　第1版第1刷
　　　　2024年 10月 10日　第1版第2刷

著　者　松浦《まつうら》　秀俊《ひでとし》
監　修　高江洲《たかえす》　義和《よしかず》

発行者　斉藤　和邦
発行所　株式会社　秀和システム
〒135-0016
東京都江東区東陽2-4-2　新宮ビル2F
Tel 03-6264-3105（販売）Fax 03-6264-3094
印刷所　三松堂印刷株式会社　Printed in Japan

ISBN978-4-7980-7273-9 C2047

定価はカバーに表示してあります。

乱丁本・落丁本はお取りかえいたします。

本書に関するご質問については、ご質問の内容と住所、氏名、電話番号を明記のうえ、当社編集部宛FAXまたは書面にてお送りください。お電話によるご質問は受け付けておりませんのであらかじめご了承ください。